ASPECTOS NUTRICIONAIS E SANITÁRIOS DE SERVIÇOS DE ACOLHIMENTO PARA CRIANÇAS E ADOLESCENTES

Editora Appris Ltda.
1.ª Edição - Copyright© 2024 dos autores
Direitos de Edição Reservados à Editora Appris Ltda.

Nenhuma parte desta obra poderá ser utilizada indevidamente, sem estar de acordo com a Lei nº 9.610/98. Se incorreções forem encontradas, serão de exclusiva responsabilidade de seus organizadores. Foi realizado o Depósito Legal na Fundação Biblioteca Nacional, de acordo com as Leis nos 10.994, de 14/12/2004, e 12.192, de 14/01/2010.

Catalogação na Fonte
Elaborado por: Josefina A. S. Guedes
Bibliotecária CRB 9/870

F866a
2024

Freitas, Elaine Ibrahim de
   Aspectos nutricionais e sanitários de serviços de acolhimento para crianças e adolescentes / Elaine Ibrahim de Freitas. – 1. ed. – Curitiba: Appris, 2024.
   167 p. ; 23 cm. – (Multidisciplinaridade em saúde e humanidades).

   Título da coleção geral
   Inclui referências.
   ISBN 978-65-250-5475-9

   1. Nutricionistas. 2. Vigilância sanitária. 3. Acolhimento nos serviços de saúde. I. Título.

CDD – 613.2

Livro de acordo com a normalização técnica da ABNT

Appris editora

Editora e Livraria Appris Ltda.
Av. Manoel Ribas, 2265 – Mercês
Curitiba/PR – CEP: 80810-002
Tel. (41) 3156 - 4731
www.editoraappris.com.br

Printed in Brazil
Impresso no Brasil

Elaine Ibrahim de Freitas

ASPECTOS NUTRICIONAIS E SANITÁRIOS DE SERVIÇOS DE ACOLHIMENTO PARA CRIANÇAS E ADOLESCENTES

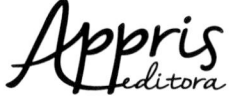

FICHA TÉCNICA

EDITORIAL	Augusto Coelho
	Sara C. de Andrade Coelho
COMITÊ EDITORIAL	Marli Caetano
	Andréa Barbosa Gouveia - UFPR
	Edmeire C. Pereira - UFPR
	Iraneide da Silva - UFC
	Jacques de Lima Ferreira - UP
SUPERVISOR DA PRODUÇÃO	Renata Cristina Lopes Miccelli
ASSESSORIA EDITORIAL	Letícia Campos
REVISÃO	Cristiana Leal; Ana Lúcia Wehr
PRODUÇÃO EDITORIAL	Miriam Gomes
DIAGRAMAÇÃO	Jhonny Alves dos Reis
CAPA	Eneo Lage

COMITÊ CIENTÍFICO DA COLEÇÃO MULTIDISCIPLINARIDADES EM SAÚDE E HUMANIDADES

DIREÇÃO CIENTÍFICA	Dr.ª Márcia Gonçalves (Unitau)
CONSULTORES	Lilian Dias Bernardo (IFRJ)
	Taiuani Marquine Raymundo (UFPR)
	Tatiana Barcelos Pontes (UNB)
	Janaína Doria Líbano Soares (IFRJ)
	Rubens Reimao (USP)
	Edson Marques (Unioeste)
	Maria Cristina Marcucci Ribeiro (Unian-SP)
	Maria Helena Zamora (PUC-Rio)
	Aidecivaldo Fernandes de Jesus (FEPI)
	Zaida Aurora Geraldes (Famerp)

Aos meus pais, Amine e João, por todo amor e cuidados a mim dispensados durante o desenvolvimento desta obra. Ao meu companheiro, Daniel, pelo apoio incondicional.

Dedico este trabalho a todos os atores envolvidos no processo de resistência a vulnerabilização da infância e da juventude no Brasil.

A todos aqueles que dedicam os seus dias, seu tempo e seu trabalho na busca incessante por um lugar onde crianças e adolescentes sejam tratados conforme preconiza o Estatuto da Criança e do Adolescente.

Um lugar de segurança, proteção e necessidades básicas, afetivas e sociais supridas.

AGRADECIMENTOS

Ao Prof. Doutor Rodrigo Silva Lima, por sua dedicação, sua orientação preciosa, sua disponibilidade, seu conhecimento de mais de 20 anos de militância na área de infância e juventude, compartilhados com tanta generosidade. Obrigada por sua parceria desde Itaperuna até os dias de hoje!

À Prof.ª Doutora Maysa B. Mandetta Clementino, por sua orientação atenciosa, sua disponibilidade, seu tempo precioso, de qualidade, seus ensinamentos, seu incentivo e suas críticas e sugestões, fundamentais para a execução deste estudo. Obrigada por sua alegria peculiar!

À Profa Doutora Célia Romão pela atenção e tempo dedicados à revisão deste texto, suas críticas e sugestões que foram fundamentais para a escrita deste livro!

A toda a equipe do PPGVS do INCQS, por sua atenção, disponibilidade e ajuda em um dos momentos mais difíceis dessa jornada.

À Prof.ª Doutora Katia Christina Leandro, Coordenadora do PPGVS do INCQS, por sua atenção, disponibilidade e ajuda em um dos momentos mais difíceis dessa jornada.

À Anna Maria Barreto Silva Fust, por sua amizade, seu apoio, suas caronas e seu incentivo, desde agosto de 2003, quando iniciei o Mestrado em Vigilância Sanitária na Fiocruz. Sua amizade é preciosa, e seu apoio foi fundamental.

À Doutora Cristiane do Nascimento Ferreira, Promotora de Justiça da 2ª Promotoria de Justiça de Infância e Juventude de Nova Iguaçu/RJ, por sua atenção e escuta. Obrigada por compartilhar sua experiência e por acolher este estudo!

À equipe da Vara da Infância, Juventude e Idoso da Comarca de Nova Iguaçu, pelo apoio na capacitação das equipes dos serviços de acolhimento para crianças e adolescentes de Nova Iguaçu.

À Subsecretaria de Vigilância em Saúde e à Superintendência de Vigilância Sanitária do Município de Nova Iguaçu, pelo apoio ao estudo realizado.

Obrigada a todos os coordenadores, assistentes sociais, psicólogos e demais membros das equipes dos serviços de acolhimento participantes deste estudo! A sua contribuição foi fundamental.

A vocês toda a minha gratidão e admiração. Às crianças e aos adolescentes acolhidos. Com vocês vivi dias felizes e mais coloridos! Com vocês sonhei e vislumbrei um futuro melhor, cheio de expectativas atendidas e desafios superados!

PREFÁCIO

O convite para ser prefaciador é uma honra e embora haja uma formalidade para realização do comentário desse livro, resultado de preocupações pessoais e intelectuais do processo de doutoramento de Elaine Ibrahim, saliento a alegria de ver florescer uma obra que contribuirá de maneira indelével para as discussões sobre a importância do trabalho de nutricionistas, a intersetorialidade nas políticas sociais e a proteção integral de crianças e adolescentes.

O livro Aspectos Nutricionais e Sanitários de Serviços de Acolhimento para crianças e adolescentes vem ao público num momento conjuntural bastante difícil e, ao mesmo tempo, marcado pela esperança decorrente da coalizão política de um novo governo, comprometido com o enfrentamento das desigualdades, a ampliação do financiamento das políticas de saúde e de assistência social, a reconstrução dos programas de segurança alimentar e nutricional e a melhoria dos serviços voltados aos segmentos mais desprotegidos.

A primeira parte do livro sintetiza um conteúdo presente em farta referência bibliográfica que trata sobre essa dimensão histórica no país. É uma importante contribuição teórico-metodológica que favorece a leitura de pessoas familiarizadas ou não com a temática. A autora contextualiza a trajetória da política de atendimento ao público infantojuvenil no Brasil, manifesta preocupações atuais, sinalizadas por interlocutores do Sistema de Garantia dos Direitos de Crianças e Adolescentes e pontua diferenças nos ordenamentos jurídicos destinados à proteção do público em questão.

A autora vai tecendo, fio a fio, uma linha de argumentação acerca dos aspectos normativos, das últimas três décadas, que incidem numa metodologia de ação ou no reordenamento institucional dos serviços de acolhimento. São mencionadas as diretrizes do Plano Nacional de Convivência Familiar e Comunitária; as determinações das Orientações Técnicas dos Serviços de Acolhimento para Crianças e Adolescentes e um item inovador destinado a socializar fragmentos de experiências de acoihimento institucional de crianças e adolescentes em outros países.

A base que orienta a sua análise recupera as recomendações internacionais cuja principal estratégia é a de promover a desinstitucionalização de crianças e adolescentes com incentivo à solidariedade das famílias em seu acolhimento. Mas, no atual contexto, as famílias (e mulheres) terminam sobrecarregadas pelos cuidados numa realidade ainda mais desigual. Se, por um lado, alguns estudiosos observam efeitos positivos nessas ações, por outro lado, também há um estranhamento do que tem sido a atribuição protetiva da esfera estatal. E as entidades de acolhimento institucional precisam avançar do ponto de vista orçamentário, arquitetônico, sanitário, de recursos humanos etc.

A contribuição inovadora da pesquisa está na apresentação dos dados relacionados à avaliação do estado nutricional de crianças e adolescentes, a avaliação da alimentação e do consumo alimentar, bem como o papel da vigilância sanitária nos serviços de acolhimento institucional em Nova Iguaçu. É explicitada a necessidade técnica de acompanhamento nutricional, elaboração de cardápios e fornecimento de refeições que atendam necessidades específicas. E o desafio ético de qualificar o atendimento nessas casas de acolhida, principalmente a partir das novas requisições preconizadas pelo Estatuto da Criança e do Adolescente, leva em consideração a lógica personalizada, a adoção de pequenas unidades assistenciais com grupos reduzidos e dimensão provisória e excepcional desse serviço.

O comprometimento político e o rigor metodológico são grandes virtudes e se a perspectiva crítica da publicação, em algum momento, pode ser encoberta pela densidade dos aspectos prescritivos, ela vem acompanhada de uma proposição que, para além de uma denúncia, evidencia ações concretas para orientar a gestão na execução dos serviços, ainda mais depois de todas as preocupações recentes com a "primeira Infância". Algo que não é comum.

Por fim, a pesquisa demonstra que existe debilidade de conhecimento das legislações sanitárias vigentes e, especificamente, aquela que diz respeito aos serviços de acolhimento para crianças e adolescentes, por parte dos sujeitos que atuam em tais instituições. A autora, ao projetar um leque de procedimentos meticulosos, inclusive, na preparação e na manipulação de alimentos saudáveis, caminha na contramão de gestões conservadoras que, por tratarem de segmentos empobrecidos da classe trabalhadora, sempre acharam que para eles "qualquer coisa basta" e com isso terminaram por empobrecer, ainda mais, a leitura e a consolidação das políticas assistenciais.

Essas são algumas pistas e convido vocês a desvendar outros resultados dessa pesquisa, a avançar nas reflexões que apontem para ampliação da democracia e garantia dos direitos de crianças e adolescentes no Brasil e nos territórios da Baixada Fluminense.

Professor doutor Rodrigo Lima
Departamento do Serviço Social da Universidade Federal Fluminense

Nenhuma lei, por melhor que seja, pode substituir o substrato econômico e social que falta à maioria da população brasileira. Contudo, a lei pode ser concebida levando-se em conta os interesses de seus destinatários, como um instrumento de transformação social, como garantia de possibilidades, de sorte que a ação transformadora possa nela buscar respaldo.

(MPPR, CAOPCA, 2010)

LISTA DE ABREVIATURAS E SIGLAS

ACNUR	–	Agência da ONU para Refugiados
AIDS	–	*Acquired Immunodeficiency Syndrome*
ANVISA	–	Agência Nacional de Vigilância Sanitária
APPCC	–	Análise de Perigos e Pontos Críticos de Controle
CF	–	Constituição Federal
CGAN	–	Coordenação-Geral de Alimentação e Nutrição
CLT	–	Consolidação das Leis de Trabalho
CMDCA	–	Conselho Municipal dos Direitos da Criança e do Adolescente
CNAS	–	Conselho Nacional de Assistência Social
CONANDA	–	Conselho Nacional dos Direitos da Criança e do Adolescente
DPF	–	Destituição do Poder Familiar
ECA	–	Estatuto da Criança e do Adolescente
EUA	–	Estados Unidos da América
FCBIA	–	Fundação Centro Brasileiro para a Infância e Adolescência
FESPSP	–	Fundação Escola de Sociologia e Política de São Paulo
FIOCRUZ	–	Fundação Oswaldo Cruz
FUNABEM	–	Fundação Nacional do Bem-estar do Menor
HIV	–	*Human Immunodeficiency Virus*
IBGE	–	Instituto Brasileiro de Geografia e Estatística
IDHM	–	Índice de Desenvolvimento Humano Municipal
IMC	–	Índice de Massa Corporal
IPEA	–	Instituto de Pesquisa Econômica Aplicada
LBA	–	Legião Brasileira de Assistência
LOAS	–	Lei Orgânica da Assistência Social
LOS	–	Lei Orgânica da Saúde
MCA	–	Módulo Criança e Adolescente
MDS	–	Ministério do Desenvolvimento Social e Combate à Fome
MPRJ	–	Ministério Público do Estado do Rio de Janeiro
NCHS	–	*National Center for Health Statistics*

NECA	–	Núcleo de Estudos e Pesquisas sobre a Criança e o Adolescente
NOB-RH SUAS	–	Norma Operacional Básica do Suas
OMS	–	Organização Mundial da Saúde
ONU	–	Organização das Nações Unidas
PIA	–	Plano Individual de Atendimento
PNBEM	–	Política Nacional do Bem-Estar do Menor
PNCFC	–	Plano Nacional de Convivência Familiar e Comunitária
POF	–	Pesquisa de Orçamentos Familiares
POP	–	Procedimentos Operacionais Padronizados
PPP	–	Projeto Político Pedagógico
RDC	–	Resolução da Diretoria Colegiada
Rede SAC	–	Rede de Serviços de Ação Continuada
SAM	–	Serviço de Assistência ao Menor
SEDH	–	Secretaria de Direitos Humanos
SEMAS	–	Secretaria Municipal de Assistência Social
SESC	–	Serviço Social do Comércio
SGDCA	–	Sistema de Garantia de Direitos da Criança e do Adolescente
SIDA	–	Síndrome da Imunodeficiência Humana
SISVAN	–	Sistema de Vigilância Alimentar e Nutricional
SUAS	–	Sistema Único de Assistência Social
SUS	–	Sistema Único de Saúde
TJRJ	–	Tribunal de Justiça do Estado do Rio de Janeiro
UNAIDS	–	*United Nations Programme on HIV/AIDS*
UNESCO	–	Organização das Nações Unidas para a Educação, a Ciência e a Cultura
UNICEF	–	*United Nations Children's Fund*
VIH	–	Vírus da Imunodeficiência Humana
VISA	–	Vigilância Sanitária
WHO	–	*World Health Organization*

SUMÁRIO

INTRODUÇÃO 17

PARTE I

HISTÓRIA DA INSTITUCIONALIZAÇÃO DE CRIANÇAS E ADOLESCENTES NO BRASIL 23
   CRIANÇAS E ADOLESCENTES INSTITUCIONALIZADOS 30
   MARCOS REGULATÓRIOS E NORMATIVOS NO ATENDIMENTO A CRIANÇAS E ADOLESCENTES EM SERVIÇOS DE ACOLHIMENTO 33
   SERVIÇOS DE ACOLHIMENTO PARA CRIANÇAS E ADOLESCENTES 37
   O MÓDULO CRIANÇA E ADOLESCENTE (MCA) DO MINISTÉRIO PÚBLICO DO ESTADO DO RIO DE JANEIRO 46
   MUNICÍPIO DE NOVA IGUAÇU 47
   AVALIAÇÃO DO ESTADO NUTRICIONAL DE CRIANÇAS E ADOLESCENTES 50
   AVALIAÇÃO DA ALIMENTAÇÃO E DO CONSUMO ALIMENTAR 58
   VIGILÂNCIA SANITÁRIA E SERVIÇOS DE ACOLHIMENTO DE CRIANÇAS E ADOLESCENTES 64

PARTE II

RELEVÂNCIA 71
   PERCURSOS DA PESQUISA 71

PARTE III

PERFIL DAS EQUIPES QUE PARTICIPARAM DA CAPACITAÇÃO 83
PERFIL DOS SERVIÇOS DE ACOLHIMENTO, DIRIGENTES E EQUIPES DE TRABALHO 86
PERFIL SOCIODEMOGRÁFICO DAS CRIANÇAS E DOS ADOLESCENTES ACOLHIDOS 88
AVALIAÇÃO ANTROPOMÉTRICA DAS CRIANÇAS E DOS ADOLESCENTES ACOLHIDOS 94
AVALIAÇÃO DA ALIMENTAÇÃO E DO AMBIENTE DE REALIZAÇÃO DAS REFEIÇÕES 100

ASPECTOS SANITÁRIOS DOS SERVIÇOS DE ACOLHIMENTO 105
DISCUSSÃO 117

CONCLUSÃO 133

REFERÊNCIAS 135

ANEXO A – FORMULÁRIO DE MARCADORES DE CONSUMO ALIMENTAR 149

INTRODUÇÃO

A família, em seus diversos arranjos, é considerada a base fundamental para o desenvolvimento, o bem-estar e a proteção da criança e do adolescente. Normativas nacionais e internacionais destacam a necessidade de sua proteção contra o abuso, a negligência, a exploração e a violência, delegando ao Estado a responsabilidade de oferecer alternativas próximas de seu contexto social, enquanto se viabiliza o retorno ao convívio e proteção familiar (GULASSA, 2010).

Apesar de a legislação vigente reconhecer que um ambiente familiar saudável é o melhor para o desenvolvimento da criança e do adolescente, muitos se encontram em acolhimento institucional (BRASIL, 2009a; GULASSA, 2010).

O acolhimento institucional é uma medida protetiva provisória e excepcional, prevista pelo Estatuto da Criança e do Adolescente (ECA), art. 101, inciso VII (BRASIL, 1990a, 2005), para crianças e adolescentes em situação de abandono e/ou orfandade, bem como para aqueles cujas famílias ou responsáveis se encontrem temporariamente impossibilitados de cumprir sua função de cuidado e proteção. Abrange os casos em que a permanência na família de origem tornou-se impossível, inviável ou não recomendada, por se constituir em situação de risco pessoal e social, em contextos de extrema vulnerabilidade e violação de direitos (BRASIL, 1990a, 2005).

Existem diversas modalidades de acolhimento institucional, como: abrigo institucional, casa lar, família acolhedora e república, sendo essa última destinada a jovens em processo de desligamento com vistas à transição da vida institucional para a vida autônoma e o fortalecimento dos vínculos comunitários (GULASSA, 2010).

No Brasil, os serviços de acolhimento integram os Serviços de Alta Complexidade do Sistema Único de Assistência Social (Suas), de natureza público-estatal ou não estatal, e devem ser norteados por princípios previstos no ECA, no Plano Nacional de Promoção, Proteção e Defesa do Direito de Crianças e Adolescentes à Convivência Familiar e Comunitária (PNCFC), na Política Nacional de Assistência Social (PNAS), na Norma Operacional Básica de Recursos Humanos do Suas (NOB-RH Suas), na Norma Operacional Básica do Suas (NOB Suas) e no Projeto de Diretrizes das Nações

Unidas sobre Emprego e Condições Adequadas de Cuidados Alternativos com Crianças (BRASIL, 2004b; BRASIL, 2005; BRASIL, 2006b; BRASIL, 2009a; FERREIRA, 2011; CONSELHO NACIONAL DE ASSISTÊNCIA SOCIAL, 2011).

De acordo com o ECA, a atuação dos serviços de acolhimento deve ser baseada no princípio da incompletude institucional, ou seja, os serviços não devem ofertar atividades que não sejam de sua competência. A proteção integral deve ser garantida por meio da utilização de equipamentos comunitários, da rede de serviços locais, do Sistema Único de Saúde (SUS), do sistema educacional público e de outros sistemas de garantias de direitos (Poder Judiciário, Ministério Público, Defensoria Pública, Conselho Tutelar, Segurança Pública e Conselhos de Direitos) (BRASIL, 1990a; BAPTISTA, 2012).

No atendimento a crianças e adolescentes acolhidos, a interação entre o SUS e o Suas deve funcionar como um sistema que atenda ao conceito de seguridade social previsto na Constituição Federal de 1988, Art. 194: "[...] um conjunto integrado de ações de iniciativa dos poderes públicos e da sociedade, destinadas a assegurar os direitos relativos à saúde, à previdência e à assistência social" (s/p).

Estratégias e protocolos de atenção integral à saúde da população acolhida, bem como de seus familiares, devem ser alvo dos gestores do SUS e do Suas. Ações de educação e promoção da saúde, assim como de prevenção de agravos, devem ser promovidas pela rede de atenção básica (unidades básicas de saúde, Estratégia de Saúde da Família, Clínica da Família e outros órgãos, como a vigilância sanitária). A atuação conjunta com o SUS deve prever ações de capacitação e acompanhamento dos profissionais dos serviços de acolhimento, bem como das famílias acolhedoras, no que tange aos cuidados especializados para acolhidos com deficiência, transtorno mental ou outras necessidades de saúde, como: amamentação, nutrição, vacinação, crescimento e desenvolvimento infantil, saúde sexual e reprodutiva, orientação quanto aos direitos sexuais e direitos reprodutivos de adolescentes e prevenção do uso de álcool e outras drogas (BRASIL, 2005).

A saúde e a nutrição de crianças são direitos assegurados pelo ECA. A alimentação é um direito humano básico e foi reconhecida como direito social pela Emenda Constitucional n.º 64, de 4 de fevereiro de 2010, uma conquista importante para a população brasileira, sobretudo para crianças, pois estão entre os grupos populacionais de maior risco de agravos à saúde e à nutrição. A violação desse direito para crianças em regime de acolhimento institucional potencializa o estado de vulnerabilidade social. No Brasil, não há políticas públicas de segurança alimentar e nutricional voltadas especificamente para pessoas institucionalizadas, a despeito de outros grupos vulneráveis, como povos e comunidades tradicionais.

O *Levantamento Nacional sobre os Serviços de Acolhimento* para crianças e adolescentes em tempos de Covid-19 (BERNARDI, 2020) buscou mapear as demandas e as ações de serviços de acolhimento institucional e familiar durante o período da crise sanitária provocada pela pandemia Covid-19. O cenário de instabilidade mostrou que a falta de uma orientação das autoridades centrais levou a iniciativas das agências públicas locais e dos serviços de proteção social com avanços e recuos, com atendimentos remotos, plantões emergenciais ou com substituição de profissionais que trouxeram riscos de comprometimento à efetividade do cuidado, em especial, dos serviços de acolhimento institucional. A população acolhida (no caso crianças e adolescentes, temporária ou permanentemente, afastados dos cuidados parentais), que está sob os cuidados do serviço, teve suas demandas acumuladas e ampliadas em todas as áreas.

Questões, como visitas familiares, educação, lazer, protagonismo, escolarização e sociabilidade, passaram a apresentar novos desafios (BERNARDI, 2020).

A operacionalização da promoção da saúde de crianças e adolescentes em acolhimento institucional requer a cooperação de diferentes setores, bem como a harmonização de suas ações: legislação, sistema tributário e medidas fiscais, educação, habitação, serviço social, cuidados primários em saúde, trabalho, alimentação, lazer, agricultura, transporte, planejamento urbano (ANVISA, 2008).

PARTE I

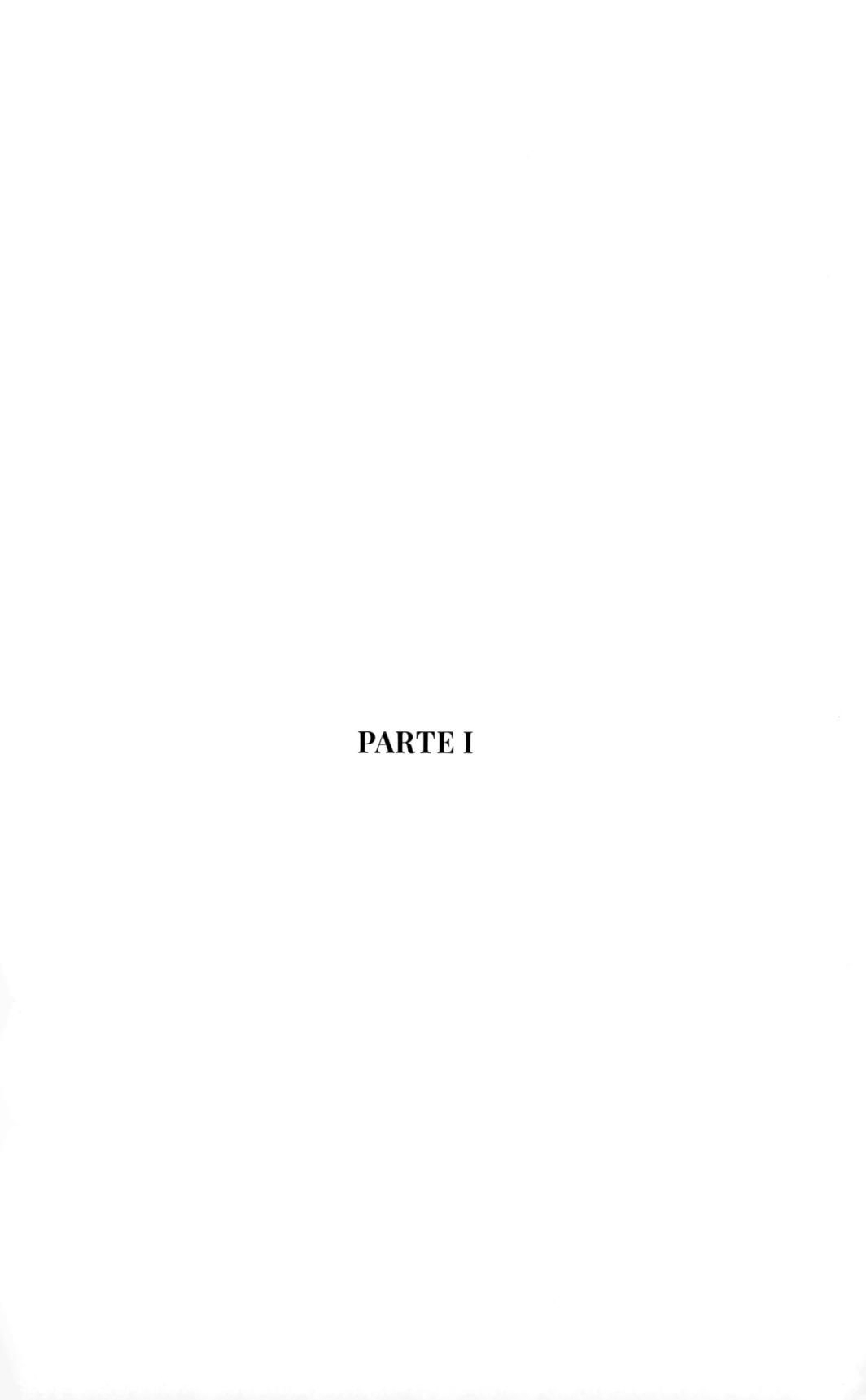

HISTÓRIA DA INSTITUCIONALIZAÇÃO DE CRIANÇAS E ADOLESCENTES NO BRASIL

A internação de crianças e adolescentes em instituições assistenciais teve seu início, no período colonial, com a chamada Casa dos Expostos ou Roda dos Expostos por iniciativa das Santas Casas de Misericórdia. Surgidas em 1726, em Salvador, 1738, no Rio de Janeiro, e, em 1789, em Recife, elas recebiam bebês abandonados, mantendo o anonimato do autor do abandono, e tinham como objetivo principal "[...] proteger a moral das famílias, dando um fim caridoso aos frutos das uniões ilícitas" (ASSIS; FARIAS, 2013, p. 25).

O sistema das Rodas dos Expostos da Europa assistiu milhares de crianças abandonadas em número muito superior ao das crianças atendidas no Brasil. De acordo com informações datadas de 1855, a Roda de Expostos da Corte, a mais concorrida do Brasil, recebeu, entre os anos de 1852-1853, um total de 630 crianças, enquanto Paris recebeu em torno de 1.7342 crianças (ASSIS; FARIAS, 2013; PILOTTI; RIZZINI, 1995; RIZZINI, 1997; RIZZINI, 2004).

No Brasil, o sistema de Roda de Expostos também serviu para a colocação dos filhos de escravas para serem criados até que tivessem idade de retornar aos seus senhores e iniciarem suas atividades laborais. Também houve registros de escravização e comercialização de crianças pardas e negras pelas amas de leite. Enquanto, na Europa, o sistema era combatido pelos higienistas e reformadores pela alta mortalidade e suspeita de incentivar o abandono de crianças, no Brasil, surgiam novas Rodas. Somente no século XX, com a ação normativa do Estado e com o processo de organização da assistência, o atendimento a crianças abandonadas começou a sofrer mudanças. A abolição formal do sistema brasileiro ocorreu em 1927, mas consta que, no Rio de Janeiro, ele funcionou até 1935 (ASSIS; FARIAS, 2013; PILOTTI; RIZZINI, 1995; RIZZINI, 1997, 2004).

As primeiras instituições educacionais brasileiras também tiveram suas origens no período colonial, com a ação dos jesuítas na implantação das escolas elementares voltadas para o ensino da leitura, da escrita e da matemática para crianças de aldeias indígenas e vilarejos. Outras ordens religiosas criaram colégios internos, seminários, asilos, escolas de aprendizes artífices, educandários, reformatórios, entre outras modalidades institucionais que surgiram de acordo com as tendências educacionais e assistenciais de cada época (ASSIS; FARIAS, 2013; PILOTTI; RIZZINI, 1995; RIZZINI, 1997, 2004).

As instituições educacionais voltadas para órfãos e órfãs foram instituídas, em várias cidades brasileiras, por irmandades, ordens e iniciativa pessoal de membros do clero. O regime de funcionamento era baseado no modelo de clausura, principalmente para as meninas, e da vida religiosa (ASSIS; FARIAS, 2013; PILOTTI; RIZZINI, 1995; RIZZINI, 1997, 2004).

No século XIX, por influência da Revolução Francesa, o ensino religioso foi excluído em algumas instituições educacionais, mas não nas instituições públicas, nos asilos e nas escolas oficiais, por ser considerado garantia da transmissão dos princípios morais e das noções de ordem e hierarquia. O ato adicional de 1834 (Lei n.º 16, de 12 de agosto de 1834) determinou que a instrução primária fosse de responsabilidade das províncias, levando à criação de escolas e institutos para instrução primária e profissional de crianças e adolescentes das classes populares (ASSIS; FARIAS, 2013; PILOTTI; RIZZINI, 1995; RIZZINI, 1997, 2004).

Nas províncias brasileiras, foram criadas Casas de Educandos Artífices, onde meninos pobres recebiam instrução primária, religiosa, musical, além de aprender os ofícios de sapateiro, alfaiate, marceneiro, carpinteiro e disciplinas, como desenho e geometria. O governo imperial criou as Companhias de Aprendizes Marinheiros e as Escolas de Aprendizes dos Arsenais de Guerra. As Companhias de Aprendizes Marinheiros recebiam meninos recolhidos pelas ruas pelas polícias das capitais brasileiras, e as Escolas de Aprendizes dos Arsenais de Guerra, meninos órfãos para treinamento. Segundo Assis e Farias (2013), o recrutamento dos meninos enviados às companhias imperiais auxiliou na "limpeza" das ruas das capitais brasileiras, visto que apresentaram, entre 1840 e 1888, 8.596 menores aptos para o serviço nos navios de guerra (ASSIS; FARIAS, 2013; RIZZINI, 2004).

As meninas órfãs dos séculos XVIII e XIX foram assistidas por recolhimentos femininos tão antigos quanto as Rodas de Expostos. Os recolhimentos femininos do Rio de Janeiro, de Salvador, de Pernambuco e do Maranhão surgiram no século XVIII e tinham como objetivo a proteção e educação de meninas órfãs pobres (de ambos os pais ou somente de pai, o que já lhe definia a condição de orfandade), filhas de casamento legítimo, o que lhes indicava a necessidade de proteção e de garantia de um lugar social mais valorizado. As instituições substituíram a tutela do pai e ofereciam meios (educação para o lar, enxoval para o casamento e dote) para que as futuras mães de família pudessem reproduzir seu lugar na sociedade. Os interessados em se casar com as órfãs deveriam ser aceitos pelas instituições ou presidentes das províncias, e o dote era pago pelo governo. Em tais instituições, o contato com o mundo exterior era restrito e controlado, e de lá as meninas só poderiam sair casadas e com dote garantido (ASSIS; FARIAS, 2013; RIZZINI, 2004).

Para as órfãs ilegítimas, foram criados recolhimentos pela Santa Casa de Misericórdia, no Rio de Janeiro e em Salvador, que atendiam as "meninas indigentes". Além da divisão social, havia a divisão racial, pois alguns colégios acolhiam as "órfãs brancas" em espaços separados das "meninas de cor". O Colégio Imaculada Conceição, fundado em 1854, tinha por finalidade a formação religiosa, moral e prática de boas empregadas domésticas e donas de casa, enquanto o Orfanato Santa Maria, que atendia as meninas de cor, se restringia à formação de empregadas domésticas e semelhantes. Todos eram separados em função da rígida hierarquia social da época: homens livres de escravos, brancos de negros, homens de mulheres (ASSIS; FARIAS, 2013; RIZZINI, 2004).

Outros grupos sociais e étnicos, como filhos de escravas, ingênuos (aqueles nascidos livres com a Lei do Ventre Livre, de 1871) e crianças indígenas, não foram o alvo principal das instituições religiosas, privadas ou governamentais, durante o Império brasileiro. O número de colégios indígenas aumentou, no período da República, vinculado às missões religiosas presentes em áreas indígenas, e tinha como objetivos a catequese e educação dos filhos dos índios, afastando-os dos costumes tribais, ensinando o português e trabalhando na formação de hábitos de trabalho. Tudo isso contribuiu para a conquista de seus territórios, a proteção das fronteiras e a colonização dos sertões das Regiões Norte e Central do país (ASSIS; FARIAS, 2013; PILOTTI; RIZZINI, 1995; RIZZINI, 1997, 2004).

Os filhos de escravas ou ingênuos ficavam sob o domínio dos senhores até os 21 anos. Os senhores tinham a responsabilidade de alimentar, vestir, preparar para o trabalho e "disciplinar". Quando optavam por entregá-los ao governo imperial, recebiam indenização, e esse os enviava a colônias agrícolas e institutos profissionais. Alguns desses meninos foram atendidos em instituições para desvalidos, como o Asilo de Meninos Desvalidos do Rio de Janeiro e a Colônia Orfanológica Isabel, em Pernambuco (ASSIS; FARIAS, 2013; RIZZINI, 2004).

O fim do século XIX foi marcado pelo fortalecimento das ações filantrópicas em detrimento das ações de caridade. O abandono de crianças tornou-se tema de discussão nas decisões políticas da época, e ocorreram várias ações que tinham por objetivo principal a missão "moralizadora" e "saneadora" de construção da nação. As famílias pobres passaram a ser consideradas incapazes de exercer a função de cuidado de seus filhos, as mães eram consideradas prostitutas, os pais alcoólatras, sem trabalho e incapazes de exercer boa influência moral sobre os filhos, que eram vistos como "potencialmente perigosos" e estigmatizados (ASSIS; FARIAS, 2013).

A década de 1920 foi marcada pelo surgimento de leis que passaram a regular a vida das crianças pobres e de suas famílias, com o intuito de protegê-las e, ao mesmo tempo, proteger a sociedade das consequências de seu abandono. Nesse período, foi instituído, no Rio de Janeiro (Distrito Federal na época), o primeiro estabelecimento público para atendimento a crianças e adolescentes, o Serviço de Assistência e Proteção à Infância Abandonada e Delinquente. Em 1923, foi criado o primeiro Juízo de Menores do país que funcionou como órgão centralizador do atendimento oficial ao "menor" e, em 1927, foi aprovado o Código de Menores, também conhecido como Código Mello Mattos, o primeiro juiz de menores do país (ASSIS; FARIAS, 2013; ELAGE *et al.*, 2011; SILVA, 2004).

As novas leis criaram um sistema de assistência social e jurídica, que mais tarde foi implantado pelos demais estados do país. O modelo dos tribunais para menores, criado em 1899, na cidade de Boston (Estados Unidos da América –EUA), e depois aplicado em países europeus, foi amplamente disseminado na América Latina, com o Brasil liderando o processo de discussão das ideias vindas dos Congressos Jurídicos europeus e Congressos Pan-americanos da criança (RIZZINI, 2004).

Entre os anos de 1941 e 1942, o governo brasileiro criou o Serviço de Assistência ao Menor (SAM), primeiro órgão federal responsável pela assistência pública e privada, vinculado ao Ministério da Justiça, com enfoque tipicamente correcional e repressivo. O modelo de atuação era baseado no atendimento aos "menores abandonados" e "desvalidos" mediante encaminhamento a instituições oficiais e às instituições particulares conveniadas ao governo. Ainda na Era Vargas, e na mesma época de criação do SAM, foi criada a Legião Brasileira de Assistência (LBA) para dar apoio aos combatentes da Segunda Guerra Mundial e suas famílias, sendo depois instituída como instituição de assistência suplementar (ASSIS; FARIAS, 2013; RIZZINI, 1993; SILVA, 2004).

Durante seus anos de existência, o SAM foi conhecido como "escola do crime", "sem amor ao menor", em função de suas práticas repressivas. Após 30 anos de luta da sociedade para acabar com a instituição, foi estabelecida, em 1964 – primeiro ano do regime militar –, a Política Nacional do Bem-Estar do Menor (PNBEM), de cunho assistencialista, cujas ações seriam executadas pela Fundação Nacional de Bem-Estar do Menor (Funabem). A Funabem surgiu como órgão integrante do Ministério da Justiça, de caráter nacional, sendo transferida posteriormente para a Previdência Social, na qual permaneceu no período de 1972 a 1986 (ASSIS; FARIAS, 2013; RIZZINI, 1993; SILVA, 2004).

De acordo com Assis e Farias (2013), a Funabem reforçou a prática de internação como medida de proteção da sociedade da convivência com crianças e adolescentes socialmente marginalizados, sendo considerada na época uma "medida de segurança nacional". Para atender à demanda de internação do período, foram criados centenas de internatos de menores voltados para o atendimento tanto de órfãos, abandonados ou "carentes", quanto dos julgados pela justiça e classificados como delinquentes ou infratores. O modelo adotado foi o de confinamento, e as crianças eram internadas mesmo se possuíssem família (ELAGE *et al.*, 2011; SILVA, 2004).

Os debates sobre a necessidade de revisão do Código de Menores de 1927 culminou com a sua substituição em 1979. O novo Código instituiu a noção do "menor em situação irregular" e atribuiu aos Juízes de Menores a função de intervir nas situações em que havia privação de condições essenciais de subsistência, omissão dos pais e infração penal. No final da década de 1970 e início dos anos 1980, surgiu um movimento social que discutia a eficácia da política voltada para os chamados "menores", a perversidade da prática de confinamento em instituições fechadas (as chamadas instituições totais) e reivindicava a sua extinção. Estudos realizados na época ressaltaram os prejuízos sobre o desenvolvimento de crianças e adolescentes institucionalizadas e os altos custos da manutenção dos internatos (ASSIS; FARIAS, 2013; ELAGE *et al.*, 2011; SILVA, 2004).

Em 2013, foi realizado o *Levantamento Nacional das crianças e dos adolescentes em Serviço de Acolhimento*, pela Fundação Oswaldo Cruz (Fiocruz) em cooperação com o Ministério de Desenvolvimento Social e Combate à Fome (MDS). As estatísticas sociais do início da década de 1980 mostraram que cerca de 30 milhões de crianças e adolescentes encontravam-se na condição de "abandonados" ou "marginalizados", e um percentual expressivo desse contingente pertencia a famílias pobres ou miseráveis. O questionamento dos críticos ao sistema era: como aceitar que metade do número total de crianças e adolescentes brasileiros de 0 a 17 anos estivessem "em situação irregular" (ASSIS; FARIAS, 2013; PRADA, 2002; VENÂNCIO, 1999).

De acordo com Rizzini (2004), a prática de abandono de crianças e adolescentes em abrigos por suas famílias foi um recurso comum nos últimos 30 anos. Segundo a autora, uma pesquisa realizada em três internatos do Rio de Janeiro, em 1985, mostrou que 42% das crianças internadas não eram visitadas por nenhum membro de sua família, mesmo estimando que 80% delas tivessem pais. Além do confinamento, as condições socioeconômicas causaram o afastamento das famílias, pois as impediram de dispor de recursos que possibilitassem o pagamento dos gastos com transportes necessários para as visitas aos filhos, ou mesmo para mantê-los em casa.

O temor de que as crianças e os adolescentes institucionalizados reproduzissem hábitos adquiridos com suas famílias e comunidades de origem, de classes socialmente excluídas, fez com que as instituições reduzissem o contato das crianças com as famílias, desconsiderando suas histórias de vida e promovendo a "anulação de seu passado" (ASSIS; FARIAS, 2013).

A ausência de contato das crianças com o mundo externo reforçou o individualismo e uma disciplina institucional burocrática. A autossuficiência das instituições com a oferta de serviços, como consultórios, refeitórios, capelas, dormitórios, dentistas e psicólogos, também contribuiu para a barreira ao contato (ARANTES, 1993; ASSIS; FARIAS, 2013; ELAGE *et al.*, 2011; RIZZINI; RIZZINI, 2004; SILVA, 2004).

Segundo Assis e Farias (2013) e Goffman (2001), vários pesquisadores brasileiros discutiram a institucionalização de crianças, baseando suas análises no período do pós-guerra, quando muitas foram institucionalizadas por conta da orfandade. Os estudos de Goffman (1974) discutiram a dificuldade de reinserção social das crianças que viveram em ambientes isolados do universo de troca de experiências de vida.

Os fatores que contribuíram para as mudanças desse sistema foram a presença de movimentos sociais organizados, os estudos que ressaltaram as consequências da institucionalização sobre o crescimento e desenvolvimento de crianças e adolescentes, a atuação de profissionais de diversas áreas do conhecimento nesse campo e os protestos de meninos e meninas internados, por meio de rebeliões, denúncias e depoimentos (RIZZINI; RIZZINI, 2004).

A discussão sobre a situação da criança e do adolescente no Brasil, na década de 1980, resultou na criação, em 1986, da Comissão Nacional Criança Constituinte. No mesmo ano, no governo Sarney, a Funabem foi transferida para o Ministério do Interior, responsável pelas políticas sociais e de desenvolvimento. Em 1988, a Constituição Federal, considerada marco na garantia de direitos básicos individuais e coletivos e conhecida a Constituição Cidadã, contemplou a proteção integral a crianças e adolescentes, em seus arts. 227 e 228, introduzindo, no arcabouço legal brasileiro, o conceito de seguridade social, fundamentado no tripé das políticas de assistência, previdência e saúde (ASSIS; FARIAS, 2013; SILVA, 2004).

O art. 227 da Constituição Federal de 1988 determina:

> É dever da família, da sociedade e do Estado assegurar à criança e ao adolescente, com absoluta prioridade, o direito à vida, à saúde, à alimentação, à educação, ao lazer, à profissionalização, à cultura, à dignidade, ao respeito, à liberdade e à convivência familiar e comunitária, além de colocá-los a salvo de toda forma de negligência, discriminação, exploração, violência, crueldade e opressão (s/p).

Apesar das tentativas de reformulação das diretrizes da Funabem, em 1990, foi promulgado o Estatuto da Criança e do Adolescente, o ECA (BRASIL, 1990a), que preconiza a proteção integral da infância, baseado na Convenção Internacional dos Direitos da Criança, consagrando o novo paradigma jurídico, político e administrativo adequado aos princípios das Nações Unidas. Com a aprovação do ECA, a Funabem foi extinta, e criada a Fundação Centro Brasileiro para a Infância e Adolescência (FCBIA), vinculada ao Ministério da Ação Social, com o objetivo de realizar ações integradas com outras esferas governamentais (AMARAL; SILVA, 1994; ASSIS, FARIAS, 2013).

A partir do ECA, crianças e adolescentes passaram a ser concebidos como sujeitos de direito, em condição de desenvolvimento. O encaminhamento para serviços de acolhimento (anteriormente chamados orfanatos ou internatos) passou a ser concebido como medida protetiva, de caráter excepcional e provisório (art. 101). O Estatuto assegurou o direito de crianças e adolescentes à convivência familiar e comunitária, prioritariamente na família de origem e, excepcionalmente, em família substituta (adoção, guarda e tutela) (art. 19) (FERREIRA, 2014; BRASIL, 1990a).

A FCBIA foi extinta em 1995, com a LBA, no processo de implantação da Lei Orgânica da Assistência Social (LOAS), pelo governo de Fernando

Henrique Cardoso, e suas atribuições foram assumidas pela Secretaria de Defesa dos Direitos da Cidadania, no Ministério da Justiça, e pela Secretaria de Assistência Social, no Ministério da Previdência e Assistência Social. No ano de 2003, o primeiro do governo de Luiz Inácio Lula da Silva, a área de direitos humanos passou a ser gerida pela recém-criada Secretaria Especial dos Direitos Humanos (SEDH), vinculada à Presidência da República. A assistência social passou a ser integrante do novo Ministério do Desenvolvimento Social e Combate à Fome, a partir de 2004 (SILVA, 2004).

A Subsecretaria de Promoção dos Direitos da Criança e do Adolescente, vinculada à SEDH, assumiu a coordenação da Política Nacional de Proteção Especial às Crianças e Adolescentes em Situação de Risco Pessoal e Social, que envolve todo o Sistema de Garantia dos Direitos, composto pelos Conselhos de Direitos e Tutelares, Ministério Público e Judiciário. As ações do governo federal no atendimento integral passaram a ser fundamentadas no atendimento aos direitos sociais básicos (saúde, educação, esporte, cultura, lazer, entre outros), na política pública de assistência social (para os que se encontrassem desatendidos em suas necessidades básicas, como alimentação, moradia e outros recursos materiais) e pelas ações de proteção especial daqueles que tiveram seus direitos violados, oferecendo assistência médica, psicológica, jurídica, abrigo e segurança (FREITAS; CLEMENTINO; LIMA, 2016; LIMA, 2013; SILVA, 2004).

CRIANÇAS E ADOLESCENTES INSTITUCIONALIZADOS

O contexto social que demarca as políticas para crianças e adolescentes é permeado por períodos históricos distintos, que incidiram num formato de desenvolvimento complexo e muito particular. O desequilíbrio histórico das relações de classe, gênero, geração, raça e etnia, bem como a confirmação das características mais retrógradas do assistencialismo, do clientelismo e da coerção, eliminou a possibilidade de exercício de um processo social capaz de incorporar os aspectos avançados de países capitalistas europeus que adotaram o regime "social-democrata" no Segundo Pós-Guerra (FREITAS; CLEMENTINO; LIMA, 2016; LIMA, 2013; MAURIEL, 2012).

Crianças e adolescentes sofrem grande influência do ambiente em que estão inseridos, e os desafios que lhes são propostos têm grande impacto na aquisição de novas habilidades. A instituição abrigo, em qualquer de suas modalidades, consiste em um ambiente ecológico de extrema importância àqueles que estão institucionalizados. É o local onde realizam muitos atividades, funções e interações, sendo um espaço com potencial para o desenvolvimento de relações recíprocas de equilíbrio, de poder e de afeto. Porém, também é o lugar onde sofrem privação materna e carência de estímulos, o que pode acarretar atraso no desenvolvimento neuropsicomotor (TORQUATO et al., 2011).

Um desenvolvimento saudável é proporcionado por meio do suporte recebido pela família, ou substituto, num ambiente de carinho, amor, segurança, proteção, salubridade, valores, religião, além de condições materiais, lazer, passeios e apoio emocional. Diante disso, é de grande importância a detecção precoce de alterações no desenvolvimento motor da criança para que a intervenção necessária seja realizada no período adequado do desenvolvimento das funções visuais e motoras (CAEIRO, 2013; TORQUATO et al., 2011).

Vários fatores negativos têm sido apontados nos processos de acolhimento institucional, tais como: padronização do tratamento das crianças e dos adolescentes; grande número de acolhidos atendidos em relação à quantidade de cuidadores/educadores; escassez de atividades que contribuam para o seu crescimento e desenvolvimento; e fragilidade dos vínculos afetivos e da rede de apoio social (CARVALHO, 2002).

Prejuízos cognitivos, especificamente, déficit intelectual, têm sido relacionados à vivência institucional, principalmente no que tange ao desenvolvimento da linguagem. As crianças que apresentaram tais déficits são mais distraídas e agressivas, com dificuldades emocionais, comportamentais e inaptidão para formar vínculos afetivos duradouros (DELL'AGLIO; SIQUEIRA, 2010; GOULART; PALUDO, 2014; SIQUEIRA, DELL'AGLIO, 2006; SIQUEIRA; BETTS; DELL'AGLIO, 2006).

Além das questões físicas e emocionais, a institucionalização traz o estigma social, repleto de valor depreciativo e culturalmente esperado que integra o macrossistema em que essas crianças e esses adolescentes estão envolvidos. O modo como são tratados por seus educadores/cuidadores, pelos professores da escola ou, ainda, por seus pares, colegas de escola, faz parte da complexa vivência institucional, de seu cotidiano e seus valores culturais. A rede de apoio social, constituída por tios, avós, primos, vizinhos, amigos, colegas, padrinhos afetivos e, até mesmo, um posto de saúde e a escola têm grande efeito no desenvolvimento dos acolhidos (GOULART; PALUDO, 2014; SIQUEIRA; DELL'AGLIO, 2006).

O longo tempo de institucionalização interfere na sociabilidade e na manutenção de vínculos afetivos da vida adulta. O ambiente institucional se mostra um espaço ambivalente, pois, em função de seus aspectos negativos, pode trazer prejuízos às crianças e aos adolescentes acolhidos. Ao mesmo tempo, um bom atendimento institucional oferece oportunidades que lhes seriam negadas, em casos de situações ainda mais adversas na família (CAEIRO, 2013; DELL'AGLIO; SIQUEIRA, 2010; GOULART; PALUDO, 2014; SIQUEIRA; DELL'AGLIO, 2006).

O afeto é um aspecto que deve ser abalizado nas instituições de acolhimento, visto que a relação afetiva desenvolvida, mediante interações didáticas, possibilita o desenvolvimento de sentimentos de uns para com os outros, podendo ser mutuamente positiva, negativa, ambivalente ou desequilibrada. Os processos desenvolvimentais são diretamente influenciados por relações afetivas positivas e recíprocas (ARPINI, 2003; CAEIRO, 2013; SIQUEIRA; DELL'AGLIO, 2006).

Ações de inserção social devem ser objetivo permanente com vistas a garantir a transitoriedade do acolhimento. Segundo Juliano (2005), os fatores que influenciam o tempo de institucionalização são: a) falta de integração das políticas sociais existentes; b) complexa relação e comunicação entre as entidades que trabalham com crianças e adolescentes em situação de risco pessoal e social; c) inexistência de objetivos comuns entre os atores das políticas sociais; d) ações pontuais e fragmentadas; e) debilidade quantitativa e na qualificação dos recursos humanos dos serviços e f) vulnerabilidade das famílias e sua ação passiva diante das ações de perda do poder familiar e acolhimento de seus filhos.

A longa permanência em instituições de acolhimento vivida por muitas crianças e muitos adolescentes se deve à falta de oportunidade de inserção em família substituta, ou, ainda, à ausência de possibilidade de reinserção em sua família de origem (ARPINI, 2003).

Em função do papel central que as instituições de acolhimento assumem nas vidas de seus acolhidos, é necessário um investimento nesse espaço de socialização, buscando formas de desestigmatizá-lo. Os serviços de acolhimento precisam fazer parte da rede de apoio social e afetivo que forneça recursos para o enfrentamento dos aspectos negativos do acolhimento e das famílias. Para oferecer um ambiente que favoreça o pleno desenvolvimento cognitivo, social e afetivo das crianças e dos adolescentes acolhidos, é necessária a intervenção de políticas públicas sociais que beneficiem o atendimento a essa população (FÁVERO; VITALE; BAPTISTA, 2008; SIQUEIRA; DELL'AGLIO, 2006).

MARCOS REGULATÓRIOS E NORMATIVOS NO ATENDIMENTO A CRIANÇAS E ADOLESCENTES EM SERVIÇOS DE ACOLHIMENTO

O Estatuto da Criança e do Adolescente (ECA) – Lei n.º 8.069, de 13 de julho de 1990

A promulgação do Estatuto da Criança e do Adolescente, pela Lei n.º 8.069, de 13 de julho de 1990, iniciou um processo que exigiria mudanças nas práticas adotadas pelos serviços de acolhimento, com seu reordenamento no sentido de adequação à nova legislação e aos novos princípios, entre eles: a substituição do caráter assistencialista por propostas socioeducativas e emancipatórias; a priorização da manutenção da criança e do adolescente na família e na comunidade; a garantia do pleno desenvolvimento físico, mental, moral, espiritual e social às crianças e aos adolescentes, em condições de liberdade e dignidade, e a garantia de que o abrigo seria uma medida protetiva de caráter provisório (SILVA, 2004).

O art. 92 do estatuto estabelece que (BRASIL, 1990a, p. 49):

> As entidades que desenvolvam programas de acolhimento familiar ou institucional deverão adotar os seguintes princípios:
>
> I preservação dos vínculos familiares e promoção da reintegração familiar;
>
> II integração em família substituta, quando esgotados os recursos de manutenção na família natural ou extensa;
>
> III atendimento personalizado e em pequenos grupos;
>
> IV desenvolvimento de atividades em regime de coeducação;
>
> V não desmembramento de grupos de irmãos;
>
> VI evitar, sempre que possível, a transferência para outras entidades de crianças e adolescentes abrigados;
>
> VII participação na vida da comunidade local;
>
> VIII preparação gradativa para o desligamento.
>
> IX participação de pessoas da comunidade no processo educativo.

A pobreza deixou de ser motivo para afastamento das crianças e dos adolescentes de suas famílias. A carência ou a falta de recursos materiais passa a não constituir motivo suficiente para a perda ou suspensão do poder familiar,

> [...] não existindo outro motivo que por si só autorize a decretação da medida, a criança ou o adolescente será mantido em sua família de origem, a qual deverá obrigatoriamente ser incluída em programas oficiais de auxílio (artigo 23) (BRASIL, 2005, p. 20).

O conceito de família foi ampliado, e essa passou a ser corresponsável, com o poder público, no atendimento às necessidades das crianças e dos adolescentes. As famílias passaram a ter o direito de receber orientação sociofamiliar, além de ter acesso aos serviços públicos de apoio (BRASIL, 1990b; ELAGE *et al.*, 2011).

O acolhimento de crianças e adolescentes deve ser personalizado, realizado em residências ou pequenas unidades, em pequenos grupos e ter caráter provisório e excepcional. Os irmãos devem permanecer juntos, e as transferências de abrigo devem ser evitadas. As unidades de acolhimento devem utilizar os recursos públicos da comunidade para assegurar saúde, educação, cultura e lazer, e a convivência familiar e comunitária deve ser favorecida e estimulada (BRASIL, 1990b; ELAGE *et al.*, 2011).

O ECA sofreu diversas alterações no período de 1991 e 2012. O Quadro 1, a seguir, apresenta as principais alterações nesse período (BRASIL, 2014).

Quadro 1 – Principais alterações no Estatuto da Criança e do Adolescente (1991-2012)

LEI n°.	PRINCIPAIS ALTERAÇÕES
8.242/1991	Altera o ECA nos arts. 132, 139, 260. Cria o Conselho Nacional dos Direitos da Criança e do Adolescente – Conanda. Redefine o texto sobre Conselho Tutelar e sobre os Fundos para Infância.
9.455/1997	Revoga o art. 233 relacionado às penas dos crimes de tortura.
9.532/1997	Altera a legislação tributária federal. Revoga o § 1º do art. 260 que preconiza a dedução do imposto de renda e a doação para entidades de utilidade pública.
EC 20/1998	Modifica o sistema de previdência social, estabelece normas de transição e dá outras providências. Altera o art. 60 do ECA.
9.975/2000	Altera o ECA ao incluir o art. 244-A e o § 1º e § 2º. Estabelece pena para crimes de exploração sexual, dentre outros.

LEI nº.	PRINCIPAIS ALTERAÇÕES
10.764/2003	Altera os arts. 143, Parágrafo Único e os arts. 239, 240, 242 e 243. Dispõe sobre a Exposição Junto aos Meios de Comunicação e dá outras providências.
ADIN 869-2/2004	Supressão de trecho relativo ao § 2º do art. 247. Em decisão unânime, o tribunal julgou inconstitucional a expressão "ou a suspensão da programação da emissora até por dois dias, bem como da publicação do periódico até por dois números", contida no ECA.
11.185/2005	Altera o caput do art. 11 quando é incluída a concepção de saúde integral.
11.259/2005	Acrescenta dispositivo para determinar investigação imediata em caso de desaparecimento de criança ou adolescente.
11.829/2009	Altera o ECA com vistas ao aprimoramento do combate à produção, venda e distribuição de pornografia infantil, bem como a criminalização advinda de aquisição e posse de material e outras condutas relacionadas à pedofilia na internet.
12.038/2009	Altera o art. 250 para determinar o fechamento definitivo de hotel, pensão, motel ou congênere que reiteradamente hospede crianças e adolescentes desacompanhados dos pais ou responsáveis, ou sem autorização.
12.010/2009	Dispõe sobre adoção (—LEI DA ADOÇÃOI); altera o ECA nos arts. 13, 19, 21, 25, 28, 33, 34, 36, 39, 42, 46, 47, 48, 50, 51, 52 (cria os arts. 52 A, B, C, D), 88, 90, 92, 93, 100, 101, 102, 136, 152, 153, 161, 163, 166, 167, 170, 197 (cria os arts. 197, A, B, C, D, E), 198 (supressão dos incisos IV, V, VI), 199 (cria os arts. 199, A, B, C, D, E).

Fonte: Adaptado de Silva Lima (2013)

O Plano Nacional de Convivência Familiar e Comunitária (PNCFC)

O PNCFC foi um dos marcos legais que vieram como reforço e aperfeiçoamento dos princípios preconizados pelo ECA e teve como objetivo principal a preservação dos vínculos familiares e comunitários. Na contrapartida da cultura da institucionalização de crianças e adolescentes em razão da pobreza, destacou a família como o melhor lugar para o desenvolvimento de crianças e adolescentes, reforçando os preceitos da não discriminação, do interesse superior da criança e de seus direitos de pleno desenvolvimento e respeito à sua opinião (BRASIL, 2006b; ELAGE et al., 2011).

Orientações Técnicas: Serviços de Acolhimento para Crianças e Adolescentes

O documento *Orientações Técnicas: Serviços de Acolhimento para Crianças e Adolescentes* teve como finalidade regulamentar a organização e oferta de serviços de acolhimento para crianças e adolescentes, especificando os parâmetros de funcionamento e os procedimentos técnicos necessários à profissionalização desses serviços. O documento destacou o atendimento individualizado e em pequenos grupos, estabeleceu as diretrizes nacionais para um acolhimento transitório e a necessidade de seleção, capacitação e acompanhamento dos profissionais que atuam nos serviços de acolhimento, entendendo que todos exercem o papel de educadores (BRASIL, 2009a; ELAGE *et al.*, 2011; SAVI, 2008).

Lei n.º 12.010/09

A Lei 12.010/09, conhecida como a Nova Lei da Adoção, alterou artigos do ECA e revogou dispositivos do Código Civil e da Consolidação das Leis do Trabalho (CLT). Com essa lei, os juízes foram atribuídos da função de justificar e fundamentar a entrada e saída de crianças em serviços de acolhimento e de reavaliar sua permanência nesses serviços num prazo de seis meses. Outra inovação foi a determinação do tempo máximo de permanência em um programa de acolhimento institucional e familiar por dois anos. A superação desse prazo passou a ter a obrigatoriedade de ser justificada pela autoridade judiciária, com o objetivo de evitar a demora excessiva na resolução de situações de acolhimento e assegurar o direito da criança e do adolescente de viver em família, biológica ou substituta (BRASIL, 2009b; ELAGE *et al.*, 2011; GRANATO, 2010).

A família passou a ter dimensões estendidas e ampliadas para além dos pais e filhos e do casal (família nuclear), com a inclusão de parentes próximos com os quais a criança ou o adolescente conviva e mantenha vínculos afetivos (BRASIL, 2009b; ELAGE *et al.*, 2011).

A preservação dos vínculos familiares e fraternais também incluiu a colocação de grupos de irmãos sob adoção, guarda ou tutela da mesma família substituta, salvo em casos de comprovada existência de situação que justifique a excepcionalidade de solução diversa, procurando-se sempre evitar o rompimento definitivo dos vínculos (art. 28 – parágrafo 4) (BRASIL, 2009b).

O Plano Individual de Atendimento (PIA) passou a ser obrigatório e se constitui em um documento que deve conter todas as informações relativas à criança ou ao adolescente e à sua família. Outro aspecto atendido pela

Lei 12.010/09 foi o respeito à escuta de crianças e adolescentes, realizada previamente por equipe interprofissional. Adolescentes com mais de 12 anos passaram a ter o direito de ser ouvidos em audiência, sendo necessário seu consentimento para a colocação em família substituta (BRASIL, 2009b; ELAGE *et al.*, 2011).

SERVIÇOS DE ACOLHIMENTO PARA CRIANÇAS E ADOLESCENTES

O cotidiano e o habitar de crianças e adolescentes em acolhimento institucional devem prover cuidado, proteção e desenvolvimento (LUVI-ZARO; GALHEIGO, 2011).

> Para o estabelecimento de sua morada o ser humano necessita ser acolhido e reconhecido pela comunidade onde vive, de modo a ser possível o seu "existir-com-outros". No caso de ocorrerem fraturas na formação deste solo ético, o homem expõe-se a uma condição de desenraizamento, que pode ocorrer nos registros étnico e ético (SAFRA, 2004). Étnico, "pela perda da conexão com os elementos sensoriais e culturais que remetem o ser humano à memória de sua origem" (SAFRA, 2004, p. 141); ético porque, "surge em um mundo nem sempre regido por um respeito e por uma responsabilidade pelo humano" (SAFRA, 2004, p. 142).

A predominância da função assistencialista das instituições de acolhimento, baseada na perspectiva tão somente de ajudar crianças abandonadas, demonstra um frágil compromisso com as questões de desenvolvimento da infância e da adolescência (YUNES; MIRANDA; CUELLO, 2004).

De acordo com Silva Lima (2015), os serviços de acolhimento estão relacionados à dinâmica maior da sociedade de classes. Esse espaço de proteção infantojuvenil está associado ao papel da família e das políticas sociais. Na verdade, esses papéis inferem na maneira pela qual o "Estado se organiza e intervém, sobretudo, porque esses elementos deitam suas raízes em relações sociais mediadas por determinações do trabalho, requisições do mercado ou pela inexistência de um conjunto de ordenamentos jurídicos" (p. 189).

O acolhimento institucional de crianças e adolescentes em outros países

O acolhimento familiar como política assistencial foi instituído, em diversos países, em função de condições históricas específicas, tais como situações de guerra e pós-guerra, crises econômicas, avaliações sobre os efeitos prejudiciais da institucionalização de crianças, entre outros (COSTA; ROSSETTI-FERREIRA, 2009; LUNA, 2004).

A United Nations Children's Fund (Unicef) estimou que havia cerca de 153 milhões de crianças órfãs em todo o mundo, no ano de 2010, das quais 145 milhões residiam em países pobres, onde esse número aumentou dramaticamente por causa da infecção pelo vírus da imunodeficiência humana (VIH)/síndrome da imunodeficiência adquirida (Sida). Apesar do uso de terapia antirretroviral, o número de crianças que perderam seus pais por causa do VIH aumentou de 14,6 milhões, em 2005, para 16,6 milhões, em 2009. A África é o continente mais referenciado nessa área, porém a Ásia apresenta em torno de 71,5 milhões de órfãos. Os fatores que influenciaram esse alto número de crianças órfãs nesses dois continentes foram a alta mortalidade por causa de malária, tuberculose, VIH / Sida, complicações na gravidez, violência, mortes acidentais e desastres. Os países com as maiores taxas de orfandade também estão entre os economicamente mais pobres e sem recursos, mal estruturados para suprir as necessidades sociais, educacionais e de saúde das crianças órfãs, que incluem habitação adequada, apoio nutricional e psicossocial (HOSEGOOD *et al.*, 2007; THIELMAN *et al.*, 2012; GLOBAL REPORT: UNAIDS REPORT ON THE GLOBAL AIDS EPIDEMIC 2010., GLOBAL REPORT: UNAIDS REPORT ON THE GLOBAL AIDS EPIDEMIC 2010, 2011; CABRAL, 2004; PROYECTO RELAF; RED LATINOAMERICANA DE ACOGIMIENTO FAMILIAR, 2011; WORLD, 2011).

Na África Subsaariana, mais de 90% dos órfãos são cuidados por suas famílias extensas, e as avós representam os cuidadores primários de, aproximadamente, metade deles. Como cerca de 46% dos quenianos vivem abaixo da linha de pobreza, o cuidado a essas crianças se torna difícil e deficiente, seja por conta da velhice, seja da pobreza. A partir de 2004, 17% das famílias com crianças na África Subsaariana estavam cuidando de uma média de 1,8 órfãos (HEYMANN *et al.*, 2007; HOSEGOOD *et al.*, 2007; MILLER *et al.*, 2006; MONASCH *et al.*, 2004; NYAMBEDHA; WANDIBBA; AAGAARD-HANSEN, 2001, 2003; UNICEF, 2006).

A Índia tem uma população crescente de crianças órfãs e abandonadas devido a fatores como: infecção pelo VIH/Sida, pobreza e doença dos pais.

Há mais de 25 milhões nessas condições, e os relatórios do Unicef sugerem que milhares não estão contabilizados nessas estatísticas (UNICEF, 2012). Segundo Sinha *et al.* (2016), o cuidado dedicado a essas crianças é insuficiente para atender às suas necessidades básicas. A maioria desses órfãos vive com cuidadores sem laços sanguíneos e em situação de risco (PERPAPPADAN, 2011).

Além da influência das mortes por VIH/Sida, as guerras e crises humanitárias recentes aumentaram o número de crianças órfãs em todo o mundo. De acordo com a Agência da ONU para Refugiados (ACNUR), na última década, mais de 2 milhões de crianças morreram em conflitos armados, 6 milhões ficaram feridas ou mutiladas, e outro 1 milhão tornou-se órfã. Segundo a Unicef, em Portugal, perto de 5,6 milhões de crianças sírias precisam de algum tipo de ajuda, e cerca de 2 milhões ainda vivem em áreas de risco (ACNUR, 2016; UNICEF, 2012b).

Em países da Europa e nos EUA, diferentemente do que ocorre no Brasil, o acolhimento familiar foi a principal modalidade de acolhimento adotada, em lugar do acolhimento institucional. Nos EUA e no Canadá, o acolhimento familiar foi instituído ainda no século XIX, mas a indicação de acolhimento de crianças e adolescentes em famílias substitutas, e não em instituições, já existia desde o "1° Congresso Sobre a Infância", ocorrido em 1909 (BRASIL, 2004; GEORGE; VAN OUDENHOVEN, 2003). Na Inglaterra e em Israel, o acolhimento familiar data do período pós-Segunda Guerra, e o *foster care*, instituído na Inglaterra, é caracterizado pela transferência temporária ou permanente dos deveres e direitos parentais dos pais biológicos para outro adulto com quem a criança ou o adolescente, em geral, não tem relações consanguíneas. França e Itália instituíram o acolhimento familiar a partir de meados da década de 1970, em resposta à necessidade de reordenamento das políticas de atenção à infância e juventude em situação de vulnerabilidade (COSTA; ROSSETTI-FERREIRA, 2009; LUNA, 2004).

A colocação em uma família acolhedora tem por objetivo garantir os cuidados básicos (alimentação e suporte ao desenvolvimento físico, emocional e educacional), mas não altera a identidade da criança ou de seus pais biológicos. O acolhimento familiar é um processo de criação, e não uma redefinição jurídica do status familiar da criança. As famílias biológicas podem colaborar com as famílias acolhedoras, e ambas são acompanhadas e supervisionadas por profissionais da área psicossocial (CABRAL, 2004; GEORGE; VAN OUDENHOVEN, 2003).

Portugal e Espanha integram o denominado modelo familista, em parceria com Itália e Grécia. Esse modelo é caracterizado pelo destaque da família na solidariedade social, a quem cabe substituir o papel dos Estados (SANTOS; FERREIRA, 2001). O acolhimento familiar e a adoção, reflexos das modificações legislativas de 1987 e 1996, passaram a priorizar "o melhor interesse da criança". A nova legislação estabeleceu que esses interesses deveriam ser providos por uma família, e não por uma instituição. Em Portugal, ao longo de quase todo o século XX, as grandes instituições de acolhimento, de cunho religioso, foram a única alternativa de proteção à infância desprotegida. O acolhimento familiar, com várias décadas de implantação nos países da Europa Central e do Norte, apresentou baixas taxas de implementação nestes dois países. Na Espanha, o acolhimento familiar sem laços de parentesco só foi instituído legalmente em 1987 e representa cerca de 20% da modalidade de acolhimento. As experiências espanhola e portuguesa mostraram que o acolhimento familiar proporciona estabilidade e permanência das crianças e dos adolescentes acolhidos com as famílias acolhedoras mesmo após atingirem os 18 anos; ainda, há casos de adoção, o que representa cerca de 40% das ocorrências (COSTA; ROSSETTI-FERREIRA, 2009; DELGADO, 2012; DELGADO et al., 2015; DEL VALLE et al., 2013; FERNÁNDEZ, ÁLVAREZ; BRAVO, 2003; LÓPEZ et al., 2011; LUNA, 2004; PALACIOS; AMORÓS, 2006).

No caso específico de Portugal, a maioria das crianças com idade entre 0 e 3 anos foi admitida em instituições de acolhimento, com um pequeno número de encaminhamentos para famílias acolhedoras. Em ambos os países, Portugal e Espanha, o tempo de acolhimento é longo, com cerca de 63% dos acolhidos com mais de quatro anos de institucionalização e, em muitos casos, até os 18 anos ou alcançar a sua independência (INSTITUTO DA SEGURANÇA SOCIAL, 2013). As principais dificuldades enfrentadas por esses dois países foram: inexistência de campanhas regulares de recrutamento e de seleção de novos acolhedores, escassez de famílias acolhedoras disponíveis, funcionamento de serviços de acolhimento com poucos recursos humanos e materiais e falta de sistemas estatísticos e de monitorização dessas intervenções (LÓPEZ et al., 2014).

América Latina e América Central são continentes caracterizados por profunda desigualdade social e econômica, tanto entre seus países como dentro de cada um deles. Países como Chile, Equador, El Salvador, Guatemala, Haiti, Honduras, México, Nicarágua, Paraguai, República Dominicana e Venezuela apresentam grande parte de sua população, aproximadamente

30%, vivendo na linha de pobreza. A desigualdade e a pobreza são identificadas como umas das principais causas de perda ou risco de perda do cuidado parental na população infantil e adolescente. Apesar da relação da pobreza com a institucionalização, é importante ressaltar que o VIH, o abuso de substâncias e a violência doméstica não são problemas exclusivos dos pobres, embora esses sejam os setores mais visíveis, por recorrerem à ajuda do Estado. No caso dos não pobres, o acesso ao apoio profissional, à saúde e à educação é realizado por canais privados, de modo que não estão incluídos nas estatísticas em que o Estado assume essas situações (PROYECTO RELAF; RED LATINOAMERICANA DE ACOGIMIENTO FAMILIAR, 2011; UNICEF, 2013).

Em função da escassez de estatísticas oficiais atualizadas, os números da orfandade nesses países são estimados. Na Colômbia, de acordo com um relatório de 2005 do Unicef, seriam 835.410 crianças e adolescentes órfãos. Honduras teria um total de 190.982 órfãos em âmbito nacional, desses 9.489 (5%) seriam órfãos de pai e mãe, 51.357 (26,9%) seriam órfãos de mãe, e 130.136 (68,1%) seriam órfãos de pai. Das crianças órfãs, 52,8% residiam em áreas rurais, e 47,2%, nas áreas urbanas. No México, foi estimado que haveria 1.600.000 crianças órfãs, pelo menos 40 mil por causa do HIV/Sida. A Venezuela contava com cerca de 480 mil crianças e adolescentes órfãos, e, na República Dominicana, o número de órfãos estaria acima de 120.500. Nesses países, as modalidades de acolhimento variaram entre o acolhimento institucional ou o cuidado pela família extensa. As principais causas de orfandade incluíram HIV/Sida, situações de violência social, guerrilhas geradas por disputas no narcotráfico, conflitos armados de baixa intensidade, doenças e dificuldades de acesso aos serviços de saúde, além dos desastres naturais (PROYECTO RELAF; RED LATINOAMERICANA DE ACOGIMIENTO FAMILIAR, 2011; UNICEF, 2013).

Abrigo institucional

Abrigo institucional é o serviço que oferece acolhimento, cuidado, proteção e local para o desenvolvimento de grupos de crianças e adolescentes de 0 a 18 anos incompletos, sob medida protetiva de acolhimento institucional, em função de abandono, ou cujas famílias ou responsáveis encontrem-se temporariamente impossibilitados de cumprir sua função de cuidado e proteção, até que seja viabilizado o retorno ao convívio com a família de origem ou, na sua impossibilidade, encaminhamento para família substituta (BRASIL, 2009a).

A instituição deve oferecer atendimento especializado, assumindo o lugar de moradia provisória. O atendimento disponibilizado deve ser personalizado e em pequenos grupos, com um número máximo de 20 usuários de ambos os sexos, respeitando o não desmembramento de grupos de irmãos ou outros vínculos de parentesco para favorecer o convívio familiar e comunitário (GULASSA, 2010).

O abrigo institucional deve utilizar-se dos equipamentos e serviços da comunidade local, em áreas residenciais, o mais próximo possível do ponto de vista geográfico e socioeconômico, da comunidade de origem das crianças e dos adolescentes atendidos. O ambiente oferecido deve ser acolhedor e ter aspecto semelhante ao de uma residência com a presença de uma equipe composta por profissionais capacitados para o exercício das atividades de acompanhamento de crianças, adolescentes e suas famílias (GULASSA, 2010).

Quanto à infraestrutura, o atendimento deve ser feito em pequenas unidades, com instalações físicas em condições de habitabilidade, higiene, salubridade e segurança, com espaços de recreação, estudo e lazer. A individualidade das crianças e dos adolescentes deve ser garantida por meio de quartos com poucas camas e armários individuais (BRASIL, 2009a).

O documento *Orientações Técnicas: Serviços de Acolhimento para Crianças e Adolescentes* sugere como espaços mínimos: quartos, sala de estar, sala de jantar ou copa, ambiente para estudo, banheiro, cozinha, área de serviço, varanda, quintal ou jardim, sala para equipe técnica, sala da coordenação e atividades administrativas e espaço para reuniões (BRASIL, 2009a).

As fachadas das instituições devem seguir o padrão arquitetônico das demais residências da comunidade, e não deve haver placas indicativas da natureza institucional do equipamento, sendo evitadas nomenclaturas de aspectos negativos que possam estigmatizar os usuários (BRASIL, 2009a).

Atendimentos exclusivos ou especializados, tais como atendimento exclusivo a determinado sexo, faixa etária muito estreita, crianças com deficiências ou portadores de HIV/Sida devem ser evitados. A atenção especializada só se justifica pela possibilidade de atenção diferenciada a vulnerabilidades específicas, não devendo prejudicar a convivência de crianças e adolescentes com vínculos de parentesco, nem se constituir em motivo de discriminação ou segregação (BRASIL, 2009a).

Segundo Silva (2004), o *Levantamento Nacional de Abrigos para Crianças e Adolescentes da Rede SAC* mostrou que, há mais de uma década, entre os abrigos avaliados da Rede de Serviços de Ação Continuada (Rede SAC), do Ministério do Desenvolvimento Social, cerca de 56,7% eram de pequeno porte, com até 25 abrigados e em condições físicas, de abastecimento de luz, saneamento e esgoto adequados; 56% mantinham salas de atendimento especializado; 60,4% das dirigentes eram mulheres, com ensino superior (60,8%). O estudo também mostrou diferenças regionais, como na Região Norte, onde 92% dos serviços abrigavam, no máximo, 25 crianças e adolescentes, e na Região Centro-Oeste, que apresentava 58,5% de seus abrigos com pequenos grupos. Nas Regiões Sul e Norte, 27% e 12 % eram pós-graduados, respectivamente.

Casa lar

A casa lar é uma modalidade de serviço de acolhimento provisório oferecido em residências distribuídas na comunidade, de forma separada, na qual uma pessoa ou casal trabalha como educador/cuidador residente, prestando cuidados a crianças e adolescentes em medida protetiva de abrigo (ECA, art. 101)[1], em função de abandono, ou cujas famílias ou responsáveis se encontrem temporariamente impossibilitados de cumprir sua função de cuidado e proteção, até que seja viabilizado o retorno ao convívio com a família de origem ou, na sua impossibilidade, encaminhamento para família substituta (BRASIL, 2009a).

O número máximo de acolhidos nessa modalidade é de 10 crianças e adolescentes, de 0 a 18 anos incompletos. A indicação de atendimento nessa modalidade é para: grupos de irmãos filhos de pais/mães/responsáveis em cumprimento de pena privativa de liberdade; aqueles cujos pais tenham previsão de longos períodos de hospitalização ou sejam portadores de transtorno mental severo, que inviabilize a prestação de cuidados regulares; aqueles para os quais a adoção ou a colocação em família substituta não tenha sido possível; ou aqueles que se encontrem em outras situações que indiquem a necessidade de cuidado fora da residência familiar (NABINGER, 2010; GULASSA, 2010).

É um tipo de serviço de acolhimento que deve estimular um convívio mais próximo do ambiente familiar com a promoção de hábitos e atitudes que favoreçam a autonomia e a interação social com as pessoas da comu-

---

[1] Conforme art. 101 do Estatuto da Criança e do Adolescente – Lei n.º 8.069, de 13 de julho de 1990 (BRASIL, 2005).

nidade. Apesar de oferecerem uma estrutura de residência privada, devem receber supervisão técnica e localizar-se em áreas residenciais do município que sigam o padrão socioeconômico do local onde estão inseridos (BRASIL, 2009a, GULASSA, 2010).

Assim como nos abrigos comuns, as fachadas das instituições devem seguir o padrão arquitetônico das demais residências da comunidade, e não haver placas indicativas da natureza institucional do equipamento, sendo evitadas nomenclaturas de aspectos negativos que possam estigmatizar os usuários (BRASIL, 2009a).

Atendimentos exclusivos ou especializados, tais como atendimento exclusivo a determinado sexo, faixa etária muito estreita, crianças com deficiências ou portadores de VIH/Sida, devem ser evitados (BRASIL, 2009a).

Os recursos humanos

Os educadores/cuidadores são os profissionais responsáveis pela prestação de cuidados diários de crianças e adolescentes em acolhimento institucional. Para que o atendimento possibilite a esses usuários constância e estabilidade, esses profissionais devem trabalhar em turnos fixos diários, de modo que o mesmo educador/cuidador desenvolva sempre determinadas tarefas de rotina diária, como preparar as refeições, dar banho, arrumar para a escola, auxiliar nas tarefas escolares, entre outras (CAVALCANTE; CORRÊA, 2012).

A equipe técnica do serviço de acolhimento deve pertencer ao quadro de pessoal de organizações não governamentais ou estar vinculada ao órgão gestor da Assistência Social, ou a outro órgão público ou privado, com atividade exclusiva para esse fim. Segundo a NOB-RH/Suas, a equipe técnica deve ser composta por um assistente social e um psicólogo, ambos profissionais de saúde. Em 2011, o Conselho Nacional de Assistência Social (CNAS) publicou a Resolução n.º 17, que ratifica a equipe de referência definida pela NOB-RH/Suas e reconhece as categorias profissionais de nível superior para atender às especificidades dos serviços socioassistenciais e das funções essenciais de gestão do Suas, entre eles, antropólogo, economista doméstico, pedagogo, sociólogo, terapeuta ocupacional e musicoterapeuta. O profissional nutricionista não foi contemplado nos serviços socioassistenciais (FERREIRA, 2011).

De acordo com o documento *Orientações Técnicas: Serviços de Acolhimento para Crianças e Adolescentes*, a equipe profissional mínima deve ser composta por: coordenador (um profissional para cada serviço, com nível superior e experiência), equipe técnica (dois profissionais para atendimento de até 20 crianças e adolescentes, com nível superior), educador/cuidador (um profissional para atendimento de até 10 crianças, com nível médio e capacitação específica) e auxiliar de educador/cuidador (um profissional para atendimento de até 10 crianças, com formação mínima em nível fundamental e capacitação específica) (BRASIL, 2009a).

Sustentabilidade

A sustentabilidade do abrigo institucional pode ser mantida por meio de recursos financeiros e doações em espécie. É recomendável que o registro seja realizado mensalmente e contemple todas as entradas financeiras do mês, para que o abrigo tenha o controle anual da sua receita. As receitas podem ser oriundas de: associados, fundo financeiro do Conselho Municipal dos Direitos da Criança e do Adolescente (CMDCA), doações em dinheiro feitas por pessoas físicas, empresas e/ou fundações empresariais, instituições internacionais ou agências multilaterais, órgãos públicos (municipais, estaduais ou federais), receitas próprias ou venda de produtos e serviços (GULASSA, 2010).

O *Levantamento Nacional das crianças e dos adolescentes em Serviços de Acolhimento* (ASSIS; FARIAS, 2013) mostrou que a maioria dos serviços de acolhimento é privado, com exceção da Região Norte. Os próprios serviços de acolhimento são responsáveis pela manutenção de suas unidades, e todos devem estar inscritos no Conselho Nacional dos Direitos da Criança e do Adolescente (Conanda) e nos órgãos de assistência social das três esferas governamentais, para terem acesso aos recursos públicos.

O Conanda administra os recursos do Fundo Nacional para a Criança e o Adolescente (FNCA), que é formado por doações dedutíveis do Imposto de Renda e por recursos do Tesouro Nacional. O acesso aos recursos do FNCA é realizado por meio de seleção por edital público, e o gerenciamento dos projetos é feito pelo Sistema Integrado de Administração Financeira do Governo Federal (SIAFI).

Com a municipalização do atendimento a crianças e adolescentes, prevista pelo Estatuto da Criança e do Adolescente, Estados e Municípios devem ter seus próprios conselhos e fundos para articularem e atuarem juntamente ao governo federal. A cada dois anos, o conselho municipal tem de reavaliar a atuação das instituições, renovando ou cancelando a autorização de funcionamento, por meio de pareceres do Conselho Tutelar, do Ministério Público e da respectiva Vara da Infância e da Juventude.

Fiscalização

As entidades de abrigo, governamentais ou não governamentais, conforme o art. 95 do ECA, são fiscalizadas pelo Poder Judiciário (juiz e profissionais da Vara da Infância e da Juventude), pelo Ministério Público (promotor) e pelo Conselho Tutelar (conselheiros tutelares do município). O abrigo pode ainda ser fiscalizado por outras instituições, como o Corpo de Bombeiros, a Vigilância Sanitária e a Secretaria Municipal de Saúde. Para cada uma das instituições ou órgãos, deve-se registrar a periodicidade da fiscalização (mensal, bimensal, semestral, anual ou eventual) (GULASSA, 2010).

O MÓDULO CRIANÇA E ADOLESCENTE (MCA) DO MINISTÉRIO PÚBLICO DO ESTADO DO RIO DE JANEIRO

Quando o acolhimento é necessário e termina por ser aplicado, os membros da rede de proteção envolvidos devem articular, em conjunto, a estratégia de desligamento quando a criança ou o adolescente ingressa na instituição, obedecendo, dessa forma, ao critério da provisoriedade prevista no ECA. Todos os componentes da rede protetiva do Estado — Ministério Público do Estado do Rio de Janeiro (MPRJ), Tribunal de Justiça do Estado do Rio de Janeiro (TJ RJ), Conselhos Tutelares, rede Suas, Conselho Municipal de Direitos da Criança e do Adolescente e Serviços de Acolhimento — são corresponsáveis por garantir que o desligamento da instituição ocorra o mais breve possível, preservando-se a segurança socioafetiva da criança e do adolescente, mediante o restabelecimento do direito à convivência familiar (MINISTÉRIO PÚBLICO DO ESTADO DO RIO DE JANEIRO – MPRJ, 2016).

O Módulo Criança e Adolescente (MCA) do MPRJ é um cadastro on-line que contém os dados dos programas de acolhimento de cada criança ou adolescente acolhido no Estado do Rio de Janeiro. O módulo permitiu a integração em rede, pela Internet, de todos os órgãos e entidades de proteção envolvidos com a medida de acolhimento. Além de consultar as informações relativas às crianças e aos adolescentes, esses órgãos também devem alimentar o cadastro e registrar sua própria atuação nos casos atendidos. A corresponsabilidade pela medida de acolhimento permite que cada membro, no exercício de sua função, permaneça conectado aos outros membros e ao próprio MCA, viabilizando, dessa forma, a articulação entre os operadores da rede protetiva (MPRJ, 2016).

O acesso ao MCA é restrito aos membros diretamente envolvidos com os programas de acolhimento, em razão do sigilo das informações cadastradas. A partir dos dados cadastrados, todos os anos, são publicados censos que contêm todas as informações relativas às crianças e aos adolescentes inseridos no regime de acolhimento institucional e programa família acolhedora do Estado do Rio de Janeiro. Além dos dados do MCA, o censo se utiliza de informações das publicações oficiais atualizadas do IBGE (MPRJ, 2016).

MUNICÍPIO DE NOVA IGUAÇU

O Município de Iguassú, criado no dia 15 de janeiro de 1833, com sua sede instalada às margens do Rio Iguassú, surgiu a partir da Vila de Iguassú, uma localidade que, desde o século XVIII, era utilizada como pouso de tropeiros que faziam o Caminho de Terra Firme (PREFEITURA MUNICIPAL DE NOVA IGUAÇU, 2016).

O município se situa na região mais importante, econômica e financeiramente, do estado do Rio de Janeiro, a denominada Região Metropolitana, da qual fazem parte também os municípios de Belford Roxo, Duque de Caxias, Guapimirim, Itaboraí, Itaguaí, Japeri, Magé, Mangaratiba, Maricá, Mesquita, Nilópolis, Niterói, Paracambi, Queimados, Rio de Janeiro, São João de Meriti, São Gonçalo, Seropédica e Tanguá. Em virtude de seu posicionamento geográfico, a cidade desempenha o papel de centro de negócios e comércio para os municípios vizinhos, situados a oeste da Baía de Guanabara (INSTITUTO BRASILEIRO DE GEOGRAFIA E ESTATÍSTICA – IBGE, 2011).

Com uma população residente estimada em 796.257 habitantes, distribuída em uma área de 519.159 km², Nova Iguaçu é o maior município da Baixada Fluminense em extensão territorial e o segundo maior em população; além disso, possui um dos centros comerciais mais importantes do Estado do Rio de Janeiro (IBGE, 2011).

Com 99% de seus habitantes vivendo na zona urbana, o município contava, em 2009, com 242 estabelecimentos de saúde. Seu Índice de Desenvolvimento Humano Municipal (IDHM), segundo dados de 2010, foi de 0,713. De fato, Nova Iguaçu é apenas 41º município com melhor IDHM do estado do Rio de Janeiro (IBGE, 2011).

Os serviços de acolhimento do município de Nova Iguaçu

De acordo com 16º Censo do MCA (com data de corte em 31 de dezembro de 2015), o município de Nova Iguaçu possuía 11 entidades de acolhimento institucional com 96 crianças e adolescentes acolhidos (oito aptos à adoção, e um sem registro civil de nascimento). Das 11 entidades, uma era municipal, e 10 eram privadas. Quanto ao funcionamento, duas estavam com atividades suspensas (MPRJ, 2016).

No tocante à origem da população acolhida no município, 82 eram oriundos de Nova Iguaçu (85,42%), quatro do Rio de Janeiro (4,17%), dois de Belford Roxo (2,08%), dois de Magé (2,08%), dois de Mesquita (2,08%), um de Duque de Caxias (1,04%), um de Japeri (1,04%), um de Nilópolis (1,04%) e um de Petrópolis (1,04%). Cinco acolhidos oriundos de Nova Iguaçu se encontravam abrigados em outros municípios: Rio de Janeiro (2), Belford Roxo (1), Magé (1) e Queimados (1) (MPRJ, 2016).

O Quadro 2, a seguir, apresenta os indicadores de faixa etária e sexo dos acolhidos do município de Nova Iguaçu em dezembro de 2015. Os dados mostraram que 31 meninos (56,4%) e 17 meninas (41,4%) estavam na faixa etária de 10 a 18 anos (incompletos).

Quadro 2 – Indicadores de faixa etária e sexo dos acolhidos no município de Nova Iguaçu, 2015

Faixa etária (anos)	Masculino		Feminino	
	n = 55	%	n = 41	%
0 a 3	12	21,8	12	29,3
4 a 6	7	12,7	4	9,8
7 a 9	5	9,1	8	19,5
10 a 12	13	23,6	8	19,5
13 a 15	6	11,0	6	14,6
16 a 18	12	21,8	3	7,3

n = número de acolhidos.
Fonte: Ministério Público do Estado do Rio de Janeiro (2016)

Em relação à escolaridade, 60 crianças e adolescentes não estudavam (62,5%), estando 21 deles na faixa etária de 10 a 18 anos (35%). O maior percentual dos que não estudavam estava na faixa etária compreendida entre 0 e 6 anos, com 55% (n=33). É importante salientar que, a partir de 2013, a Lei 12.796/13 ajustou a Lei 9.394/1996 (Lei de Diretrizes e Bases da Educação Nacional) à Emenda Constitucional 59/2009 e tornou obrigatória a oferta gratuita de educação básica a partir dos 4 anos de idade (BRASIL, 1996; BRASIL, 2013).

Os indicadores de deficiência e saúde mostraram que cinco acolhidos (5,21%) eram portadores de necessidades especiais: três com deficiência mental (60%), um com deficiência múltipla (20%) e um com deficiência física (20%). As ocorrências mais comuns observadas nos acolhidos de Nova Iguaçu foram: acompanhamento psicológico (12), dependência química — álcool ou drogas (5), acompanhamento psiquiátrico (4), transtornos mentais (3), doenças neurológicas (3), epilepsia (2), outras doenças (2), doenças sexualmente transmissíveis – DST (1), síndrome do alcoolismo fetal (1), HIV positivo (1), dificuldades psicomotoras — tratamento fisioterápico (1), retardo mental (1), esquizofrenia (1) (MPRJ, 2016).

Com relação ao tempo de institucionalização no município de Nova Iguaçu, 31 acolhidos estavam abrigados a menos de seis meses (32,29%), 12 no período compreendido entre seis meses e um ano (12,5%), 36 no período entre um e três anos (37,5%), e 17 há mais de três anos (17,7%) (MPRJ, 2016).

A visitação é um fator que influencia a definição da situação jurídica das crianças e dos adolescentes acolhidos. Dos 59 acolhidos (61,46%) que estavam sem visita de familiares, 25 possuíam ação de destituição do poder familiar (DPF). A distribuição etária dos acolhidos sem visita foi bem heterogênea (MPRJ, 2016). O Quadro 3, a seguir, apresenta a faixa etária desse grupo.

Quadro 3 – Faixa etária das crianças e dos adolescentes sem visita

Faixa etária	Número de c/a*	%	Nº de c/a com DPF	% de c/a com DPF	Nº de c/a sem DPF	% de c/a sem DPF
0 a 3	14	100	6	42,86	8	57,14
4 a 6	7	100	3	42,86	4	57,14
7 a 9	9	100	6	66,67	3	33,33

10 a 12	14	100	5	35,71	9	64,29
13 a 15	7	100	4	57,14	3	42,86
16 a 18	8	100	1	12,50	7	87,50
Total	59	100	25	42,37	34	57,63

* c/a – crianças e adolescentes
DPF = destituição do poder familiar
Fonte: Ministério Público do Estado do Rio de Janeiro (2016)

AVALIAÇÃO DO ESTADO NUTRICIONAL DE CRIANÇAS E ADOLESCENTES

O estado nutricional é o resultado do equilíbrio entre o consumo de nutrientes e o gasto energético do organismo no suprimento das necessidades nutricionais. Sua classificação pode ser realizada a partir de três tipos de manifestação orgânica (ANJOS et al., 2003; BRASIL, 2011; CHAVES et al., 2013):

- adequação nutricional ou eutrofia – caracterizada pelo equilíbrio entre o consumo e as necessidades nutricionais;
- carência nutricional – caracterizada por deficiências gerais ou específicas de energia e nutrientes que resultam na instalação de processos prejudiciais à saúde;
- distúrbio nutricional – caracterizado por problemas relacionados ao consumo inadequado de alimentos, por escassez ou por excesso, como a desnutrição e a obesidade.

A avaliação antropométrica é um método de investigação do estado nutricional baseado na aferição das medidas físicas ou da composição corporal global, que pode ser realizada por meio dos índices antropométricos. É aplicável em todas as fases do curso da vida e permite a classificação de indivíduos e grupos de acordo com seu estado nutricional. Apresenta como vantagens: baixo custo, simplicidade de realização, facilidade de aplicação e padronização, grande quantidade de instrumentos, recursos metodológicos e técnicos disponíveis para a análise da situação nutricional de indivíduos ou populações (ANJOS et al., 2003).

Por permitir agrupar os diagnósticos individuais e traçar o perfil nutricional dos grupos em situação nutricional de risco por faixa etária, por região e em âmbito nacional, seu amplo uso possibilita a realização de comparações internacionais e o estudo de seus determinantes nos planos regional, nacional ou internacional (ANJOS *et al.*, 2003; BRASIL, 2011; CHAVES *et al.*, 2013).

A avaliação antropométrica compreende avaliação de peso, estatura, dobras cutâneas, circunferências e diâmetros em diferentes compartimentos corporais, além de medidas, como Índice de Massa Corporal (IMC), Circunferência Muscular do Braço (CMB), Área Muscular do Braço (AMB), Circunferência da Cintura (CC) e Circunferência do Pescoço (CP), que são calculadas por fórmulas que utilizam as medidas antropométricas (SANT'ANNA; PRIORE; FRANCESCHINI, 2009).

O índice antropométrico é a combinação entre duas medidas antropométricas (como peso e estatura) ou entre uma medida antropométrica e uma medida demográfica (como peso-para-idade, estatura-para-idade, por exemplo). Ele pode ser expresso em percentis ou em escores-z. O percentil é uma medida estatística que se refere à posição ocupada por uma observação ou valor numa distribuição. Para calcular o percentil, os valores da distribuição devem ser ordenados em ordem crescente, do menor para o maior, e em seguida a distribuição deve ser dividida em 100 partes, de modo que cada observação ou valor corresponda a um percentil daquela distribuição. O Escore-z é uma medida que fornece o número de desvios-padrão que a observação ou valor dista da média da amostra. Corresponde à diferença padronizada entre o valor aferido e a mediana dessa medida da população de referência. A fórmula para seu cálculo é: *Escore-z = (valor observado) − (valor da mediana de referência) / Desvio-padrão da população de referência* (ANJOS *et al.*, 2003; BRASIL, 2011; CHAVES *et al.*, 2013).

O diagnóstico antropométrico é realizado mediante a comparação dos valores encontrados na amostra com os valores de referência que caracterizam a distribuição do índice em uma população saudável (ANJOS *et al.*, 2003; BRASIL, 2011; CHAVES *et al.*, 2013).

O Quadro 4, a seguir, apresenta os índices antropométricos e parâmetros adotados pela vigilância nutricional e pelo Sistema de Vigilância Alimentar Nutricional (Sisvan) do Ministério da Saúde (BRASIL, 2011).

Quadro 4 – Índices antropométricos e parâmetros adotados pela vigilância nutricional, segundo as recomendações da Organização Mundial de Saúde e do Ministério da Saúde

FASES DO CURSO DA VIDA	ÍNDICES E PARÂMETROS
Crianças	Peso por idade[a,b] Estatura por idade[a,b] Peso por estatura[a] IMC por idade[a,b]
Adolescentes	IMC por idade[b] Estatura por idade[b]
Adultos	IMC[c] Circunferência da Cintura[d]
Idosos	IMC[e]
Gestantes	IMC por semana gestacional[f] Ganho de peso gestacional[c,g]

Referências: [a](WHO, 2006), [b](BORGHI et al., 2007), [c](WHO, 1995), [d](WHO, 1995), [e](THE NUTRITION SCREENING INITIATIVE, 1994), [f](ATALAH SAMUR et al., 1997), [g](INSTITUTE OF MEDICINE, 1990).

Fonte: Brasil (2011)

A distribuição gráfica das medidas de peso e estatura de indivíduos sadios é apresentada nas chamadas curvas de crescimento de referência. O Ministério da Saúde adotou as recomendações da Organização Mundial da Saúde (OMS) quanto ao uso de curvas de referência para avaliação do estado nutricional. Para crianças menores de 5 anos, são recomendadas as referências da OMS do ano de 2006 (WHO, 2006). Para aquelas entre 5 e 10 anos e adolescentes, recomendam-se as referências da OMS do ano de 2007. As curvas de avaliação do crescimento para crianças dos 5 aos 19 anos da OMS são uma reanálise dos dados do *National Center for Health Statistics* (NCHS) de 1977, além de um ajustamento das curvas no período de transição entre os menores de 5 anos de idade, avaliados segundo o estudo-base dos dados lançados em 2006, e os indivíduos a partir dos 5 anos (BORGHI, 2007; WHO, 2006).

O acompanhamento do crescimento e desenvolvimento infantil, desde o nascimento, corresponde ao monitoramento das condições nutricionais e de saúde da criança assistida e tem por objetivo detectar alterações precoces e evitar possíveis complicações (ANJOS *et al.*, 2003; BRASIL, 2011; CHAVES *et al.*, 2013).

A assistência à saúde de crianças e adolescentes deve ser realizada a partir de um calendário mínimo de consultas, conforme proposto pelo Ministério da Saúde, e registrada na Caderneta de Saúde da Criança, que é o instrumento utilizado para monitoramento nutricional de crianças menores de 10 anos de idade (BRASIL, 2011).

Os índices antropométricos devem ser utilizados como o principal critério desse acompanhamento, pois o desequilíbrio entre as necessidades fisiológicas e a ingestão de alimentos causa alterações físicas, desde quadros de desnutrição até o sobrepeso e obesidade (ANJOS *et al.*, 2003; BRASIL, 2011; CHAVES *et al.*, 2013).

Diante da interferência do ambiente no crescimento e desenvolvimento infantil, a avaliação antropométrica de crianças e adolescentes institucionalizados deve ser sistemática, periódica e desenvolvida em conjunto com a vigilância nutricional do município (CHAVES *et al.*, 2013).

A análise do peso ao nascer é o primeiro diagnóstico nutricional, realizado logo após o nascimento, e reflete possíveis problemas nutricionais ocorridos durante a gestação; seu registro deve ser feito na Caderneta de Saúde da Criança (BRASIL, 2011). O Quadro 5, a seguir, apresenta a classificação do estado nutricional de crianças com base no peso ao nascer.

Quadro 5 – Classificação do estado nutricional de crianças imediatamente após o nascimento

PESO DA CRIANÇA	CLASSIFICAÇÃO
≥ 2.500 g	Peso adequado
< 2.500 g	Baixo Peso ao Nascer (BPN)
< 1.500 g	Muito baixo peso ao nascer

Fonte: Brasil (2011)

Os índices antropométricos recomendados pela OMS e adotados pelo Ministério da Saúde para a avaliação do estado nutricional de crianças são (BRASIL, 2011):

- PESO-PARA-IDADE (P/I) – representa a relação entre a massa corporal e a idade cronológica da criança. É o índice utilizado para

a avaliação do estado nutricional, contemplado na Caderneta de Saúde da Criança, principalmente para avaliação do baixo peso;
- PESO-PARA-ESTATURA (P/E) – representa a harmonia entre as dimensões de massa corporal e estatura. É utilizado para identificar tanto o emagrecimento da criança como o excesso de peso;
- ESTATURA-PARA-IDADE (E/I) – representa o crescimento linear da criança e indica o efeito cumulativo de situações que podem prejudicar seu crescimento;
- ÍNDICE DE MASSA CORPORAL-PARA-IDADE (IMC/I) – representa a relação entre o peso da criança e o quadrado da estatura. É utilizado para identificar o excesso de peso entre crianças e tem a vantagem de ser um índice que será utilizado em outras fases do curso da vida.

O SISVAN (Sistema Nacional de Vigilância Alimentar e Nutricional) recomenda a classificação do IMC, proposta pela OMS, tanto para menores de 5 anos como para crianças a partir dos 5 anos. O IMC para idade também é recomendado internacionalmente para o diagnóstico individual e coletivo dos distúrbios nutricionais de adolescentes. É um índice que abrange a informação da idade do indivíduo, além de ser validado como indicador de gordura corporal total nos percentis superiores e propiciar uma continuidade com o indicador utilizado entre adultos. Além do IMC, o índice estatura para idade é recomendado para a avaliação do crescimento linear. A fórmula para o cálculo do IMC é: $IMC = peso\ (kg) / altura^2\ (m)$ (BORGHI, 2007; WHO, 2006).

O IMC é a medida mais utilizada para o diagnóstico de sobrepeso e obesidade em crianças e adolescentes, porém nem sempre é capaz de avaliar o risco de complicações endócrinas e metabólicas em nível individual, pois não permite avaliar a distribuição de gordura corporal. Como alternativas para o IMC, pode-se utilizar as medidas de CC e CP (CORNIER *et al.*, 2011; SILVA *et al.*, 2014).

Nos Quadros 6, 7, 8 e 9, estão dispostos os critérios de classificação e pontos de corte utilizados no diagnóstico antropométrico e nutricional para crianças, adolescentes e adultos.

Quadro 6 – Classificação do estado nutricional de crianças menores de 5 anos para cada índice antropométrico, segundo as recomendações do Ministério da Saúde e do Sisvan

ÍNDICES ANTROPOMÉTRICOS				PONTOS DE CORTE*	
Peso-para-idade	Peso-para-estatura	IMC-para-idade	Estatura-para-idade		
Muito baixo peso para a idade	Magreza acentuada	Magreza acentuada	Muito baixa estatura para idade	< Percentil 0,1	< Escore-z -3
Baixo peso para a idade	Magreza	Magreza	Baixa estatura para a idade	≥ Percentil 0,1 e < Percentil 3	≥ Escore-z -3 e < Escore-z -2
Peso adequado para idade	Eutrofia	Eutrofia	Estatura adequada para idade	≥ Percentil 3 e < Percentil 15	≥ Escore-z -2 e < Escore-z -1
	Risco de sobrepeso	Risco de sobrepeso		≥ Percentil 15 e < Percentil 85	≥ Escore-z -1 e < Escore-z +1
				> Percentil 85 e ≤ Percentil 97	> Escore-z +1 e ≤ Escore-z +2
Peso elevado para idade	Sobrepeso	Sobrepeso		> Percentil 97 e ≤ Percentil 99,9	> Escore-z +2 e ≤ Escore-z +3
	Obesidade	Obesidade		> Percentil 99,9	> Escore-z +3

1 Uma criança com a classificação de peso elevado para a idade pode ter problemas de crescimento, mas o melhor índice para essa avaliação é o IMC-para-idade (ou o peso-para-estatura).

2 Uma criança classificada com estatura para idade acima do percentil 99,9 (Escore-z +3) é muito alta, mas raramente corresponde a um problema. Contudo, alguns casos correspondem a desordens endócrinas e tumores. Em caso de suspeitas dessas situações, a criança deve ser referenciada para um atendimento especializado.

Fonte: o autor, adaptado de Brasil (2011)

Quadro 7 – Classificação do estado nutricional de crianças de 5 a 10 anos para cada índice antropométrico, segundo as recomendações do Ministério da Saúde e do Sisvan

ÍNDICES ANTROPOMÉTRICOS			PONTOS DE CORTE*
Peso-para-idade	IMC-para-idade	Estatura-para-idade	

Muito baixo peso para a idade	Magreza acentuada	Muito baixa estatura para idade	< Percentil 0,1	< Escore-z -3
Baixo peso para a idade	Magreza	Baixa estatura para a idade	≥ Percentil 0,1 e < Percentil 3	≥ Escore-z -3 e < Escore-z -2
Peso adequado para idade	Eutrofia	Estatura adequada para idade	≥ Percentil 3 e < Percentil 15	≥ Escore-z -2 e < Escore-z -1
			> Percentil 15 e < Percentil 85	≥ Escore-z -1 e < Escore-z +1
	Sobrepeso		≥ Percentil 85 e ≤ Percentil 97	> Escore-z +1 e ≤ Escore-z +2
Peso elevado para idade	Obesidade		> Percentil 97 e ≤ Percentil 99,9	> Escore-z +2 e ≤ Escore-z +3
	Obesidade grave		> Percentil 99,9	> Escore-z +3

1. Uma criança com a classificação de peso elevado para a idade pode ter problemas de crescimento, mas o melhor índice para essa avaliação é o IMC-para-idade.

2. Uma criança classificada com estatura para idade acima do percentil 99,9 (Escore-z +3) é muito alta, mas raramente corresponde a um problema. Contudo, alguns casos correspondem a desordens endócrinas e tumores. Em caso de suspeitas dessas situações, a criança deve ser referenciada para um atendimento especializado.

Fonte: o autor, adaptado de Brasil (2011)

Quadro 8 – Classificação do estado nutricional de adolescentes para cada índice antropométrico, segundo recomendações do Sisvan

ÍNDICES ANTROPOMÉTRICOS		PONTOS DE CORTE*	
IMC-para-idade	Estatura-para-idade		
Magreza acentuada[1]	Muito baixa estatura para idade	< Percentil 0,1	< Escore-z -3
Magreza	Baixa estatura para a idade	≥ Percentil 0,1 e < Percentil 3	≥ Escore-z -3 e < Escore-z -2

Eutrofia	Estatura adequada para idade[2]	≥ Percentil 3 e < Percentil 15	≥ Escore-z -2 e < Escore-z -1
		≥ Percentil 15 e ≤ Percentil 85	≥ Escore-z -1 e ≤ Escore-z +1
Sobrepeso		> Percentil 85 e ≤ Percentil 97	> Escore-z +1 e ≤ Escore-z +2
Obesidade		> Percentil 97 e ≤ Percentil 99,9	> Escore-z +2 e ≤ Escore-z +3
Obesidade grave		> Percentil 99,9	> Escore-z +3

[1] Um adolescente classificado com IMC-para-idade abaixo do percentil 0,1 (Escore-z -3) é muito magro. Em populações saudáveis, encontra-se um adolescente nessa situação para cada 1000. Contudo, alguns casos correspondem a transtornos alimentares. Em caso de suspeita dessas situações, o adolescente deve ser referenciado para um atendimento especializado.

[2] Um adolescente classificado com estatura-para-idade acima do percentil 99,9 (Escore-z +3) é muito alto, mas raramente corresponde a um problema. Contudo, alguns casos correspondem a desordens endócrinas e tumores. Em caso de suspeitas dessas situações, o adolescente deve ser referenciado para um atendimento especializado.

[3] A referência de IMC para idade da OMS de 2007 apresenta valores até 19 anos completos, já que, a partir dessa idade, a instituição considera os indivíduos como adultos. Como o Ministério da Saúde considera que a fase adulta se inicia apenas com 20 anos completos, sugere-se a adoção dos mesmos valores de 19 anos completos para a avaliação de indivíduos com 19 anos e 1 mês até 19 anos e 11 meses.

Fonte: o autor, adaptado de Brasil (2011)

O Quadro 9, a seguir, apresenta a classificação do estado nutricional de adultos segundo o IMC.

Quadro 9 – Classificação do estado nutricional de adultos segundo o IMC

IMC (kg/m^2)	DIAGNÓSTICO NUTRICIONAL
< 18,5	Baixo peso
≥ 18,5 e < 25	Adequado ou Eutrófico
≥ 25 e < 30	Sobrepeso
≥ 30	Obesidade

Fonte: o autor, adaptado de Brasil (2011)

AVALIAÇÃO DA ALIMENTAÇÃO E DO CONSUMO ALIMENTAR

A alimentação adequada é um tema de preocupação constante nas instituições de acolhimento. Porém, para sua sustentabilidade, os serviços de acolhimento obtêm recursos por meio de convênios com órgãos municipais, empresas, comerciantes e da realização de eventos para arrecadação de fundos. Essa prática se reflete na preocupação a respeito de como é a alimentação oferecida por essas instituições, uma vez que cada local desenvolve suas próprias regras de funcionamento, e nem sempre é possível conseguir todos os gêneros alimentícios necessários para um cardápio balanceado (HOLLAND; SZARFARC, 2006).

A alimentação é influenciada por valores sociais, culturais, afetivos e sensoriais, além de ser fundamental para o crescimento e desenvolvimento adequado em crianças e adolescentes. Alimentos saudáveis devem ser consumidos em quantidades suficientes, e sua qualidade sanitária é uma das condições essenciais para a promoção e manutenção da saúde (BRASIL, 2008; 2015; SILVA, MATTÉ, 2009).

Alimentos seguros para o consumo não devem apresentar contaminantes de natureza química, física ou biológica, ou outros perigos que possam comprometer a saúde do indivíduo. Medidas de controle e prevenção devem ser adotadas em toda a cadeia de produção de alimentos, desde sua origem até o local de consumo das refeições. A fiscalização e o controle dessas medidas são realizados pela vigilância sanitária local e, no caso dos serviços de acolhimento, em conjunto ao Poder Judiciário, por meio do Ministério Público. Entretanto, são poucos os estudos visando ao desenvolvimento e à aplicação de modelos de inspeções sanitárias seguidas de intervenção para que as adequações nesses estabelecimentos sejam implementadas de acordo com a legislação vigente (BRASIL, 2008; SOTO et al., 2008).

A orientação da população sobre práticas adequadas de manipulação de alimentos é fundamental para evitar a ocorrência de doenças de origem alimentar. Segundo a OMS, todo dia, no mundo, cerca de 40 mil pessoas, sobretudo crianças, morrem por desnutrição ou doenças associadas aos alimentos. As doenças provocadas pela ingestão de alimentos impróprios para consumo representam um grande risco à população e ocorrem em grande número, mesmo em países desenvolvidos (BRASIL, 2008; SOTO *et al.*, 2006).

Vigilância sanitária, família e sociedade devem atuar juntas, no entanto se admite a dificuldade para a adesão da família nesse processo, seja porque há pais que trabalham muito e não dispõem de tempo para acompanhar seus filhos, seja porque lhes falta o interesse ou a família vivencia o problema do desemprego, ou outros problemas sociais, como a violência doméstica, o alcoolismo e o abandono. O profissional de vigilância sanitária deve atuar como um facilitador da integração da família junto às instituições de atendimento à criança e ao adolescente, já que pode promover a educação sanitária dos envolvidos (BRASIL, 2008).

Um livro que avalie as condições nutricionais e sanitárias de abrigos institucionais justifica-se pela produção de evidências científicas sobre o diagnóstico nutricional das crianças e dos adolescentes acolhidos, favorecendo, dessa forma, o acompanhamento do estado nutricional dessa população pelos órgãos municipais de assistência social e saúde. Ainda fornecerá um levantamento do perfil dos abrigos institucionais do município de Nova Iguaçu e de suas condições sanitárias, o que facilitará a adequação desses serviços às normas sanitárias vigentes.

Inquéritos alimentares

Segundo Vasconcelos (2007, p. 199):

> [...] a importância dos estudos dietéticos tem sido demonstrada em diversas situações, tais como: i) no diagnóstico indireto do estado nutricional de indivíduos ou populações, contribuindo dessa maneira para a complementação de estudos clínicos ou epidemiológicos; ii) na formulação e orientação de políticas de produção e comercialização de alimentos; e iii) no planejamento e avaliação de programas de intervenção, a exemplo de programas de educação nutricional.

Os primeiros estudos dietéticos realizados no Brasil datam de 1837 e buscaram descrever:

> [...] as características do padrão alimentar da sociedade escravocrata; apontar as suas deficiências quantitativas e/ou qualitativas; estabelecer relações entre alimentação deficiente e determinadas doenças, além de identificar possíveis fatores causais tais como clima, solo, monocultura, escassez de alimentos, carestia e pobreza da população (VASCONCELOS, 2007, p. 200).

O trabalho *Geografia da Fome*, realizado em 1946, por Josué de Castro, foi pioneiro em consolidar as informações sobre a situação alimentar e nutricional no Brasil. Josué de Castro apresentou o Brasil regionalizado em quatro grandes espaços: dois de fome endêmica (a Amazônia e a Zona da Mata do Nordeste), onde mais da metade da população apresentava permanentemente; um de fome epidêmica (o Nordeste semiárido), onde mais da metade da população apresentava periodicamente; e um de subnutrição ou de fome oculta (o Centro-Sul do Brasil) (VASCONCELOS, 2002).

A partir de 1960, importantes inquéritos dietéticos foram realizados no país, entre eles, as Pesquisas de Orçamento Familiar (POF), o *Nutrition Survey*, do ICNND, no Nordeste brasileiro, o Estudo Nacional de Despesas Familiares (Endef), realizado entre 1974/75 pelo IBGE, a Pesquisa Nacional sobre Demografia, Saúde e Nutrição (PNSN), realizada, em 1989, pelo extinto INAN em parceria com o IBGE, a Pesquisa Nacional sobre Demografia e Saúde (PNDS), em 1996, e a Pesquisa sobre Padrões de Vida, realizada, entre 1996/97, pelo IBGE. Porém, inquéritos efetivamente representativos da situação nutricional do país e suas diferentes macrorregiões só foram realizados a partir de 1975 (IBGE, 2011; VASCONCELOS, 2002).

Tais inquéritos revelaram o processo de transição nutricional brasileiro, caracterizado pelo declínio da prevalência de desnutrição em crianças e aumento, num ritmo mais acelerado, da prevalência de sobrepeso/obesidade em adultos. Com relação aos déficits de estatura, os resultados mostraram 72% em crianças urbanas e 54,4% no meio rural. A ocorrência de obesidade duplicou ou triplicou em homens e mulheres adultos, com exceção do Nordeste rural; e a prevalência de desnutrição em mulheres adultas declinou para taxas aceitáveis (em torno de 5%), a partir de 1989. Inversamente, as anemias continuaram com prevalências elevadas e indicações de tendências epidêmicas (BATISTA FILHO; RISSIN, 2003).

Dados divulgados pelo Ministério da Saúde, em 2010, revelaram que quase metade dos brasileiros está acima do peso (BRASIL, 2011). A incidência da obesidade na população subiu de 11,4%, em 2006, para 13,9%, em 2008. Os dados mais recentes da POF 2008/2009 indicaram prevalências de obesidade de 12,5% entre os homens e 16,9% entre as mulheres (IBGE, 2010). O excesso de peso (sobrepeso e obesidade) acontece em quase metade dos adultos brasileiros.

Com relação ao consumo alimentar, a POF 2008/2009 revelou que há um consumo excessivo de alimentos com baixo teor de nutrientes e alto conteúdo energético, considerados marcadores negativos da dieta. A pesquisa do IBGE constatou que o consumo de açúcar e gordura no país está acima do considerado ideal. De 2003 a 2009, 17% da dieta alimentar diária do brasileiro era de açúcares, enquanto o recomendado é de 10%. O consumo de gorduras subiu de 27,8% para 28,7%, no mesmo período. As frutas e hortaliças representaram apenas 2,01% e 0,8% da dieta alimentar, respectivamente (BRASIL, 2014a; IBGE, 2011).

Vigilância alimentar na atenção básica – marcadores de consumo alimentar

O consumo alimentar saudável é um dos determinantes do estado nutricional e relaciona-se à saúde em todas as fases do curso da vida. Conhecer o padrão de consumo alimentar, tanto individual como coletivo, é essencial para orientar as ações de atenção integral à saúde e, principalmente, promover a melhoria do perfil alimentar e nutricional da população (BRASIL, 2015).

A Coordenação-Geral de Alimentação e Nutrição (CGAN) disponibiliza os formulários de marcadores de consumo alimentar no Sisvan, permitindo a avaliação do consumo alimentar da população brasileira na rotina da Atenção Básica. Os formulários propõem a avaliação de alimentos consumidos no dia anterior, o que ameniza possíveis vieses de memória, ou seja, esquecimento em relação à alimentação realizada. O formulário destinado à avaliação da prática alimentar de crianças foi baseado em um documento sobre indicadores para avaliação das práticas de alimentação de lactentes e crianças publicado pela OMS (BRASIL, 2015; WHO, 2010).

Os objetivos dos formulários foram possibilitar a identificação de práticas alimentares saudáveis e não saudáveis e, sobretudo, viabilizar a realização da Vigilância Alimentar e Nutricional. Para crianças de até 5 meses e 29 dias, as questões permitem avaliar a prática de aleitamento materno e introdução precoce de alimentos. Para crianças de 6 a 23 meses e 29 dias, o conjunto de questões visa à caracterização da introdução de alimentos de qualidade no período adequado, à identificação de marcadores de risco, ou proteção para as carências de micronutrientes, e à ocorrência de excesso de peso. Já para as crianças com 2 anos ou mais, adolescentes, adultos, idosos e gestantes, as questões contemplam os marcadores de consumo alimentar construídos com base na nova proposta do Guia Alimentar para a População Brasileira (BRASIL, 2014a; BRASIL, 2015).

Nos abrigos para crianças e adolescentes, a preparação da alimentação envolve um processo distinto e complexo. Vai desde o fornecimento dos gêneros alimentícios, realizado por uma empresa, com determinada frequência, até a aquisição direta efetuada na rede de supermercados, nos casos das instituições que possuem um fundo para tal ação, ou são fruto de doações. Observa-se que é necessário, antes de esses alimentos chegarem ao consumo, conferir cada um dos produtos, acondicioná-los em locais apropriados, planejar um cardápio que considere os valores nutricionais adequados e as necessidades de cada faixa etária, bem como prepará-los de acordo com a data de validade e o perfil da população usuária, pois, em determinadas entidades, são servidas até seis refeições durante o dia (FREITAS; CLEMENTINO; LIMA, 2016; LIMA, 2013).

O consumo alimentar de acordo com a faixa etária

A partir das informações obtidas sobre o consumo alimentar, é possível identificar a ingestão de alimentos saudáveis — como frutas, legumes, verduras, carnes e miúdos, feijão e demais leguminosas, cereais e tubérculos — e a de alimentos não saudáveis — como embutidos, sucos artificiais, refrigerantes, macarrão instantâneo, bolachas, biscoitos, salgadinhos de pacote e guloseimas (BRASIL, 2015).

A alimentação de crianças menores de 6 meses de idade não deve oferecer complementos ao leite materno, pois ele é tudo do que a criança precisa. No caso de crianças sob acolhimento institucional, o aleitamento materno é interrompido com a introdução da alimentação complementar por meio de fórmulas lácteas industrializadas (BRASIL, 2015).

Na faixa etária compreendida entre os 6 e 23 meses e 29 dias, é importante caracterizar a alimentação a partir dos 6 meses de idade, verificar a adoção de comportamento de risco, tanto para a avaliação do consumo alimentar como para a ocorrência de deficiência de micronutrientes e excesso de peso. A partir dos 6 meses, a criança deve iniciar a alimentação complementar saudável, dando ênfase a hortaliças e frutas, evitando gorduras, frituras em excesso e guloseimas, sempre muito presentes no cotidiano dos abrigos por meio de doações (BRASIL, 2015; HOLLAND; SZARFARC, 2006).

O consumo de comida de sal (de panela, papa ou sopa), sua frequência e sua consistência devem ser avaliados. A alimentação complementar deve ser espessa, desde o início, e oferecida de colher, iniciando-se com consistência pastosa (papas/purês) e, gradativamente, modificando sua consistência até chegar à alimentação da família. É importante reforçar também que a refeição realizada em família ou em companhia compõe hábitos saudáveis de alimentação e saúde (BRASIL, 2015).

A partir dos 8 meses, podem ser oferecidos os mesmos alimentos preparados para a família, desde que amassados, desfiados, picados ou cortados em pedaços pequenos, orientando que sopas e comidas ralas/moles não fornecem energia suficiente para a criança. O uso de copos (copinhos), para oferecer água ou outros líquidos, e de prato com colher, para oferecer alimentos semissólidos e sólidos, é recomendado (BRASIL, 2015).

O consumo de crianças maiores de 2 anos, adolescentes, adultos, idosos e gestantes tem por objetivo identificar padrões de alimentação e comportamento saudáveis ou não saudáveis. É um marcador saudável o consumo de frutas, verduras e feijão; e não saudável, o consumo de embutidos, bebidas adoçadas, macarrão instantâneo e biscoitos salgados, bem como doces, guloseimas e biscoitos recheados (BRASIL, 2015).

Além de identificar a qualidade e os comportamentos de risco, é importante verificar a quantidade de refeições realizadas ao longo do dia, bem como o hábito de se alimentar assistindo à televisão e utilizando o celular (BRASIL, 2015; HOLLAND; SZARFARC, 2006).

Nessas fases, é fundamental orientar que a alimentação seja baseada em alimentos e preparações culinárias, a partir deles, e que alimentos processados prontos para o consumo devem ser evitados ou consumidos junto das refeições baseadas em alimentos. No entanto, os ultraprocessados devem ser evitados ou consumidos ocasionalmente. Óleos, gorduras, sal e açúcar também podem ser utilizados em pequenas quantidades para temperar e cozinhar os alimentos (BRASIL, 2015; HOLLAND; SZARFARC, 2006).

Outras questões importantes relacionam-se à regularidade das refeições, que devem respeitar horários semelhantes, e ao planejamento delas. Comer em locais limpos e confortáveis, preferencialmente em companhia, e estimular que as próprias pessoas prepararem suas refeições também contribui para a promoção da alimentação adequada e saudável (BRASIL, 2015; HOLLAND; SZARFARC, 2006).

VIGILÂNCIA SANITÁRIA E SERVIÇOS DE ACOLHIMENTO DE CRIANÇAS E ADOLESCENTES

A saúde no Brasil é um direito de todos e um dever do Estado. A Constituição Federal de 1988, em sua seção II, art. 196, define:

> [...] a saúde é um direito de todos e dever do Estado, garantido mediante políticas sociais e econômicas que visem à redução do risco de doença, e de outros agravos, e ao acesso universal e igualitário às ações e serviços para sua promoção, proteção e recuperação (BRASIL, 1988, s/p).

O art. 3º dispõe que a saúde tem como fatores determinantes e condicionantes, entre outros, a alimentação, a moradia, o saneamento básico, o meio ambiente, o trabalho, a renda, a educação, o transporte, o lazer e o acesso aos bens e serviços essenciais. Os níveis de saúde da população expressam a organização social e econômica do país (BRASIL, 1990). Incluída no campo de sua atuação, está a execução de ações de vigilância sanitária, conceituada como um conjunto de ações capaz de eliminar, diminuir ou prevenir riscos à saúde e de intervir nos problemas sanitários decorrentes do meio ambiente, da produção e circulação de bens e da prestação de serviços de interesse da saúde, abrangendo o controle de bens de consumo que, direta ou indiretamente, se relacionem com a saúde, compreendidas todas as etapas e processos, da produção ao consumo, e o controle da prestação de serviços que se relacionam, direta ou indiretamente, com a saúde (BRASIL, 1990b).

O movimento de Reforma Sanitária ampliou a importância e o conceito da vigilância sanitária, tornando-a um instrumento de proteção da saúde da população, com poder para interferir em todos os fatores determinantes da saúde. Suas características, derivadas do poder de polícia — fiscalização, licenciamento e punição —, foram mantidas, mas ela também passou a exercer funções normativas e educativas que estabeleceram uma nova relação com o Estado e a sociedade, sempre com o objetivo de proteção e promoção da saúde e defesa do direito à vida e da cidadania (BRASIL, 2008; LUCCHESE, 2010).

A fiscalização sanitária de instituições de acolhimento contempla outras áreas além das relacionadas aos serviços de alimentação, como áreas de lavanderia, quartos, vestiários, área de armazenamento de resíduos e outros locais utilizados pelos acolhidos em seu cotidiano. Diante disso, um roteiro de inspeção específico para serviços de acolhimento deve contemplar todas as áreas e rotinas que possam oferecer risco aos usuários dos equipamentos (BRASIL, 2009a).

Neste livro, optou-se por propor a adaptação de roteiros de inspeção somente para as áreas relacionadas à estocagem de gêneros alimentícios, à preparação e distribuição de refeições, ao descarte de resíduos, e outras áreas afins dos serviços de alimentação.

Legislação sanitária em estabelecimentos produtores de alimentos e em serviços de alimentação

A legislação sanitária relacionada a alimentos foi elaborada, inicialmente, para prevenir o comércio de produtos fraudados no Brasil e no mundo. Ao longo do tempo, a ênfase do controle de qualidade no produto final evoluiu para a execução de ações preventivas em toda a cadeia de produção de alimentos (RODRIGUES, 2010).

A evolução da legislação federal brasileira de alimentos tem como uma de suas pioneiras a Portaria n.º 1.428, de 26 de novembro de 1993, que aprovou o regulamento técnico para inspeção sanitária de alimentos, as diretrizes para o estabelecimento de Boas Práticas de produção e prestação de serviços na área de alimentos e o padrão de identidade e qualidade para serviços e produtos; além disso, recomendou o uso da Análise de Perigos e Pontos Críticos de Controle (APPCC) como ferramenta de controle de qualidade (BRASIL, 1993; RODRIGUES, 2010).

Em 1997, foi aprovado o regulamento técnico sobre as condições higiênico-sanitárias e de boas práticas de fabricação para estabelecimentos produtores/industrializadores de alimentos, mediante a Portaria MS n.º 326, de 30 de julho de 1997. Em 2002, a Resolução RDC Anvisa n.º 275 dispôs sobre a implantação dos Procedimentos Operacionais Padronizados (POP) e a lista de verificação de Boas Práticas de Fabricação e estabeleceu uma pontuação que permitiu a classificação dos estabelecimentos vistoriados em relação ao atendimento dos itens exigidos pela legislação (BRASIL, 1997, 2002; RODRIGUES, 2010).

Em 15 de setembro de 2004, a Anvisa aprovou a Resolução RDC n.º 216, específica para serviços de alimentação, entendidos como aqueles que realizam quaisquer das seguintes atividades: manipulação, preparação, fracionamento, armazenamento, distribuição, transporte, exposição à venda e entrega de alimentos preparados ao consumo, tais como cantinas, bufês, comissárias, confeitarias, cozinhas industriais, cozinhas institucionais, lanchonetes, restaurantes, entre outros. Excluem-se desse regulamento os lactários, as unidades de Terapia de Nutrição Enteral, os bancos de leite humano, as cozinhas dos estabelecimentos assistenciais de saúde e os estabelecimentos industriais, abrangidos pelo regulamento técnico da Portaria MS n.º 326/97 (BRASIL, 1997, 2004a; RODRIGUES, 2010).

Apesar de não existir uma legislação sanitária federal específica para serviços de acolhimento de crianças e adolescentes, iniciativas isoladas, como de Curitiba e de Santa Catarina, apresentam orientações quanto ao cumprimento das normas sanitárias nesses serviços, com o Roteiro de Avaliação da Segurança Sanitária de Serviços de Acolhimento Institucional de Alta Complexidade do Suas, de Santa Catarina (SANTA CATARINA, ca. 2014) e o Roteiro de Inspeção para Casas de Apoio a Crianças e Jovens em Tratamento, de Curitiba (CURITIBA, 2002). Nos demais estados e municípios, por não haver legislação sanitária específica para esses serviços, como ocorre no município de Nova Iguaçu, em casos de inspeção sanitária, são utilizadas legislações sanitárias correlatas.

Neste livro, o roteiro de inspeção sanitário utilizado na avaliação dos aspectos sanitários foi adaptado a partir das Resoluções RDC n.º 275/02 e n.º 216/04 (BRASIL, 2002, 2004), do Roteiro de Inspeção para Casas de Apoio a Crianças e Jovens em tratamento da Secretaria Estadual de Saúde de Curitiba (CURITIBA, 2002), do roteiro de Avaliação da Segurança Sanitária de Serviços de Acolhimento Institucional de Alta Complexidade, do Suas, publicado pela Secretaria de Estado da Saúde de Santa Catarina (SANTA CATARINA, ca. 2014) e do roteiro de inspeção para comunidades terapêuticas fornecido pela Superintendência de Vigilância Sanitária do município de Nova Iguaçu (PREFEITURA MUNICIPAL DE NOVA IGUAÇU, ca. 2012).

A avaliação dos aspectos sanitários de espaços de cuidados de crianças e adolescentes tem por objetivo garantir o bom desenvolvimento desses indivíduos por meio do controle, da redução e da eliminação dos riscos à saúde e do controle da qualidade dos serviços oferecidos.

Silva e Matté (2009) publicaram a proposta de um roteiro de inspeção destinado a creches, que são ambientes com características muito próximas das instituições de acolhimento, por se configurarem em locais de cuidado de crianças por longos períodos. A elaboração da proposta foi realizada a partir da revisão da literatura didática e normativa das áreas de educação e saúde, legislação sobre Vigilância Sanitária e educação infantil, roteiros de inspeção já existentes e artigos da literatura científica sobre agravos à saúde em crianças que frequentam creches. Eles concluíram que as creches se enquadram entre os estabelecimentos de interesse à saúde, por serem espaços de cuidados de crianças no período compreendido entre seis e 12 horas diárias, o que justifica a necessidade de uma prática de atendimento que garanta o bom desenvolvimento das crianças atendidas. Um controle de qualidade eficiente desses locais deve ser intersetorial e articulado com os olhares de profissionais das diversas áreas de educação e saúde. As ações de fiscalização devem ser pautadas em intervenções educativas e de orientação técnica com enfoque no controle dos riscos à saúde e na qualidade do serviço prestado.

O estudo de Gums Neto (2015) avaliou a qualidade e as condições higiênico-sanitárias dos lactários e das unidades de alimentação e nutrição dos Centros Municipais de Educação Infantil de Colombo-PR. Das 39 unidades avaliadas, apenas três apresentaram condições de higiene adequadas na manipulação de alimentos. Costa (2010) avaliou três restaurantes institucionais, localizados em Luanda, República de Angola, por meio da lista de verificações de Boas Práticas de Produção de Refeições da RDC n.º 216/04 da Anvisa. Entre as não conformidades observadas, estavam má conservação de edificações, equipamentos, móveis e utensílios, inadequação dos coletores de resíduos, falta de higienização das mãos e práticas inadequadas por parte dos manipuladores de alimentos, como fumar, falar e comer durante o preparo dos alimentos.

ically acceptable salt thereof, wherein:

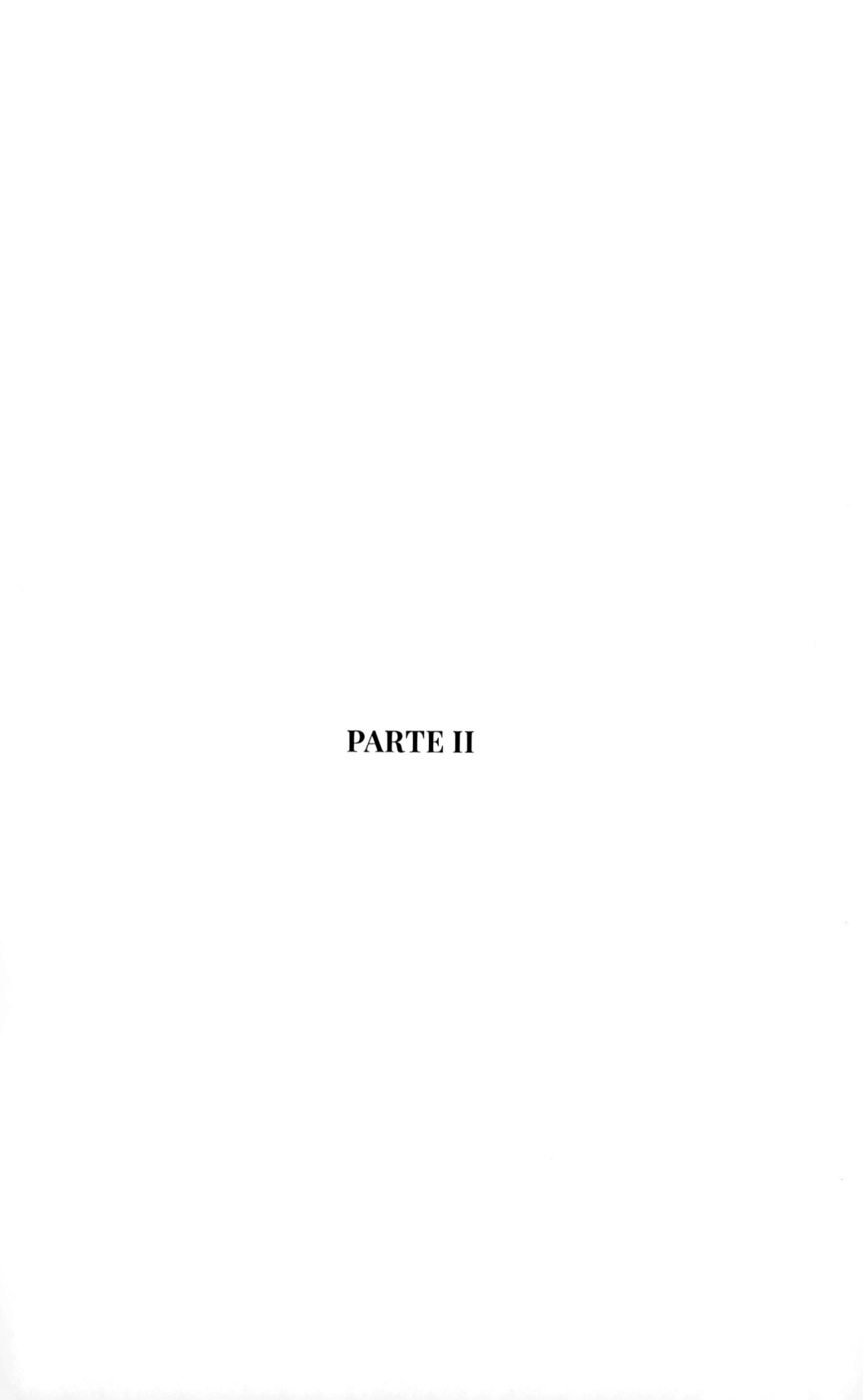

PARTE II

RELEVÂNCIA

A relevância deste livro está na importância da avaliação dos aspectos relacionados à alimentação de crianças e adolescentes em instituições de acolhimento, em função da escassez de dados nessa área e da necessidade de se garantir a segurança alimentar e nutricional dessa população.

O conhecimento do perfil nutricional de crianças e adolescentes institucionalizadas no município de Nova Iguaçu possibilitou o acompanhamento de seu desenvolvimento e a proposta de uma assistência de qualidade que privilegie a manutenção e a promoção da saúde.

O resultado da avaliação dos aspectos sanitários traz subsídios para a adequação dos serviços às normas sanitárias vigentes e a expectativa de que seus resultados apontem para a importância de uma legislação sanitária específica para esses serviços, bem como para a necessidade de atuação dos atores sociais locais no processo de educação sanitária e de garantia de uma alimentação segura. A proposta de um roteiro de inspeção adaptado, específico para serviços de alimentação de instituições de acolhimento, é fundamental nesse processo.

A regulação pela via do direito é importante, pois é dela que advém sua materialidade, que, apesar disso, é insuficiente para sua efetivação na realidade do dia a dia. Nesse ponto reside a importância da produção de conhecimentos, como o que ora se apresenta, associada à prática social compromissada.

PERCURSOS DA PESQUISA

O município de Nova Iguaçu, localizado na Região Metropolitana do Rio de Janeiro, possuía, em 2014, cerca de nove serviços de acolhimento para crianças e adolescentes (quatro abrigos institucionais e cinco casas lares) conveniados à Secretaria Municipal de Assistência Social (Semas), sendo um de gestão municipal e oito não governamentais.

No presente livro, foram avaliados quatro abrigos e uma casa lar do município de Nova Iguaçu, com um total de 67 crianças e adolescentes acolhidos no período de observação.

Dois grupos distintos foram acompanhados: os profissionais que participaram da capacitação e as equipes, crianças e adolescentes acolhidos em cinco instituições de acolhimento no município de Nova Iguaçu, RJ.

A população da capacitação incluiu 42 profissionais pertencentes às equipes de serviços de acolhimento dos municípios de Nova Iguaçu e Mesquita.

A população pesquisada incluiu os dirigentes, equipes, crianças e adolescentes acolhidos em abrigos institucionais e casa lar, de ambos os sexos, com idade até 18 anos, presentes na data de visita para observação.

Os serviços de acolhimento foram selecionados de acordo com os seguintes critérios:

- atendimento como abrigo institucional ou casa lar, ou seja, o serviço de acolhimento funciona como moradia da criança ou do adolescente;
- demonstração de interesse da diretoria em participar do projeto de pesquisa com assinatura do Termo de Consentimento Livre e Esclarecido, da Declaração, da Carta de Anuência e do Termo de Assentimento.

Neste livro, não participaram os serviços de acolhimento que recebiam adolescentes praticantes de ato infracional ou que estivessem cumprindo medidas socioeducativas de liberdade assistida ou prestação de serviços à comunidade.

Capacitação das equipes das instituições de acolhimento

A abordagem inicial aos serviços de acolhimento (abrigos institucionais e casa lar) foi realizada por meio de uma capacitação das equipes de serviços de acolhimento em ECA e aspectos sanitários de serviços de alimentação, preconizados pelas resoluções RDC n.º 275, de 21 de outubro de 2002, e RDC n.º 216, de 15 de setembro de 2004 (BRASIL, 2002, 2004).

A capacitação foi realizada por meio de dois encontros na Vara da Infância, Juventude e Idoso da Comarca de Nova Iguaçu, em que 42 participantes foram instruídos nos seguintes tópicos: 1) aspectos da Lei n.º 8.069 (parte geral e especial); 2) expressões da questão social nos abrigos; 3) papel da equipe em processos assistenciais e educativos (cotidiano); 4) relação com o Juizado, MP e Conselho Tutelar; 5) aspectos sanitários dos serviços de alimentação de instituições de acolhimento e nutrição das crianças e dos adolescentes em acolhimento institucional.

Após as palestras, os participantes preencheram um questionário semiestruturado com questões sociodemográficas e relativas à sua atuação profissional e institucional, que permitiram determinar o perfil das equipes dos serviços de acolhimento.

Os dados coletados, a partir das questões abertas do questionário semiestruturado, foram analisados mediante a leitura das respostas e a identificação de um conceito que revelasse sua ideia central.

Além da capacitação, foram promovidos encontros com representantes dos serviços de acolhimento, do Ministério Público, da Secretaria de Assistência Social e da Vigilância Sanitária do município de Nova Iguaçu, com o objetivo de conhecer as políticas municipais de assistência e vigilância sanitária.

Perfil das características de crianças e adolescentes acolhidos, das equipes de trabalho e dos serviços de acolhimento participantes da pesquisa

O perfil das características de crianças e adolescentes acolhidos, das equipes de trabalho e dos serviços de acolhimento participantes da pesquisa foi obtido por meio do questionário dos dirigentes dos abrigos, de uma proposta de roteiro de inspeção para serviços de acolhimento e de um formulário de avaliação nutricional.

As características sociodemográficas dos acolhidos foram fornecidas por profissionais assistentes sociais ou psicólogos presentes no dia da visita, por meio da consulta aos prontuários dos acolhidos. Os seguintes dados foram coletados: data de nascimento, data de acolhimento, sexo, cor, escolaridade, município de nascimento, naturalidade, nacionalidade, peso ao nascer, recebimento de aleitamento materno, presença de doenças e/ou deficiência física, além do tipo e local de acompanhamento de saúde.

Quadro 10 – Características sociodemográficas das crianças e dos adolescentes acolhidos

VARIÁVEL	DESCRIÇÃO
Idade (data de nascimento)	Em anos
Data de acolhimento	Em meses
Sexo	Masculino, feminino

VARIÁVEL	DESCRIÇÃO
Cor	Branca/preta/amarela/parda/indígena
Escolaridade	Creche / pré-escola / Classe alfabetizada – CA / ensino fundamental 1ª a 4ª séries / ensino fundamental – 5ª a 8ª séries / ensino fundamental completo / EJA (supletivo 1ª a 4ª) / EJA (supletivo 5ª a 8ª) / ensino médio 2º ciclo / ensino médio EJA (supletivo) / nenhum
Município de nascimento	Nova Iguaçu ou outro município.
Naturalidade	Rio de Janeiro ou outro estado.
Nacionalidade	Brasileira ou outra nacionalidade.
Peso ao nascer	Peso ao nascer registrado no cartão da criança.
Recebimento de aleitamento materno	Se a criança estava em aleitamento materno ao ser acolhida. Aleitamento materno exclusivo/predominante/complementar/inexistente.
Presença de doenças e/ou deficiência física	Se a criança ou adolescente possui alguma doença ou deficiência física ou mental. Doenças: anemia falciforme/diabetes mellitus/doenças cardiovasculares/hipertensão arterial sistêmica/dependente químico/deficiente mental/deficiente físico/neoplasia/soropositivo para HIV/soropositivo para hepatite/outras doenças. Deficiência e/ou intercorrência: anemia ferropriva/distúrbio por deficiência de iodo (DDI)/diarreia/infecções intestinais virais/Infecção Respiratória Aguda (IRA)/hipovitaminose A/outras deficiências e/ou intercorrências.
Tipo de acompanhamento de saúde	Atendimento na atenção básica, chamada nutricional, saúde na escola ou outro.

Fonte: questionário dos dirigentes, roteiro de inspeção e formulário de avaliação nutricional

Avaliação nutricional das crianças e dos adolescentes acolhidos

A avaliação nutricional foi realizada por meio da aferição do peso e da estatura dos acolhidos e do preenchimento do formulário de avaliação nutricional, adaptado do protocolo do Sisvan do Ministério da Saúde (BRASIL, 2011).

Um profissional da equipe do abrigo foi treinado para realizar a coleta das medidas antropométricas; foram utilizados os equipamentos cedidos pela pesquisadora, visando à padronização do procedimento. Os dados coletados pela equipe do serviço de acolhimento foram utilizados no diagnóstico antropométrico e nutricional das crianças e dos adolescentes (Quadro 11).

Quadro 11 – Variáveis antropométricas, procedimentos de coleta e índices gerados

VARIÁVEIS	PROCEDIMENTOS	ÍNDICES ANTROPOMÉTRICOS
Estatura (cm)	Aferida com estadiômetro portátil (marca MD), com capacidade de 2 m e variação de 0,1 cm. Com as crianças descalças, em posição ortostática, braços ao longo do corpo, cabeça posicionada no plano horizontal de Frankfurt, pernas em posição paralela, pés formando ângulo reto com as pernas. Calcanhares, panturrilhas, glúteos, escápulas e parte posterior da cabeça (região occipital) encostados no estadiômetro, em apneia, após inspiração profunda. Quando não foi possível encostar esses cinco pontos, foram posicionados ao menos três deles.	Estatura/Idade (E/I) Peso/Estatura (P/E)
Massa corporal ou **Peso** (kg)	Obtido por meio de balança digital portátil da marca Plena (São Paulo, Brasil) com capacidade de 150 kg e precisão de 100 g, com as crianças descalças, usando roupas leves e posicionadas no centro da plataforma da balança.	Peso/Idade (P/I) Peso/Estatura (P/E) Índice de Massa Corporal/Idade (IMC/I – kg/m^2)
Peso ao nascer (kg)	Obtido na Caderneta de Saúde da criança.	

Fonte: o autor, adaptado de Brasil (2011)

Para crianças menores de 5 anos, foram utilizados os índices: Peso/Idade (P/I), Estatura/Idade (E/I), Peso/Estatura (P/E) e Índice de Massa Corporal/Idade (IMC/I). Como o índice peso/idade (P/I) não é o mais recomendado para a avaliação de excesso de peso entre crianças, neste livro, utilizou-se os índices Peso/Estatura (P/E) e IMC/Idade (IMC/I) para a classificação final do diagnóstico. Como para o índice Peso/Estatura (P/E) a OMS só apresenta referências para menores de 5 anos, pelo padrão de crescimento de 2006, a partir dessa idade, foi utilizado o índice IMC/Idade (IMC/I) para avaliar a proporção entre o peso e a estatura da criança.

Para crianças com idade entre 5 e 10 anos, foram utilizados os índices: Peso/Idade (P/I), Estatura/Idade (E/I) e Índice de Massa Corporal/Idade (IMC/I), conforme a referência proposta pela OMS, em 2007 (BORGHI, 2007).

Para adolescentes (com idade maior ou igual a 10 anos e menores de 20 anos), foram utilizados os índices: Estatura/Idade (E/I) e Índice de Massa Corporal/Idade (IMC/I), conforme a referência proposta pela OMS, em 2007 (BORGHI, 2007).

As medidas de massa corporal (peso) e comprimento de crianças menores de 2 anos foram coletadas da Caderneta de Saúde da criança, quando estava presente.

O diagnóstico antropométrico e nutricional foi realizado com base nas curvas de crescimento publicadas pela Vigilância Nutricional no Brasil, determinadas pelo Ministério da Saúde, cujos pontos de corte são baseados em recomendações adotadas internacionalmente (Quadros 6, 7, 8 e 9).

Nos casos em que foram diagnosticadas alterações no estado nutricional de alguma criança e/ou algum adolescente, os responsáveis pela instituição foram orientados a encaminhá-lo ao pediatra, clínico ou nutricionista da unidade de saúde responsável pelo seu acompanhamento.

Avaliação da alimentação e do ambiente de realização das refeições

A avaliação da alimentação oferecida foi realizada por meio de dois instrumentos, um questionário destinado aos dirigentes dos abrigos e um formulário de Marcadores de Consumo Alimentar constante no protocolo do Sisvan, do Ministério da Saúde (BRASIL, 2011, 2015).

A avaliação qualitativa do consumo alimentar (Quadro 12) foi realizada de acordo com as Orientações para Avaliação de Marcadores de Consumo Alimentar na Atenção Básica (Anexo A), do Ministério da Saúde (BRASIL, 2015), e aplicada aos cinco serviços de acolhimento participantes da pesquisa.

A avaliação do ambiente foi realizada pela observação durante a visita e por meio de informações verbais por parte da equipe dos serviços sobre os seguintes itens avaliados: refeitório/copa, cozinha ou sala de jantar destinados à realização das refeições; horários das refeições e autonomia das crianças e dos adolescentes para servirem sua própria refeição. Também foram utilizados dados coletados a partir do roteiro de inspeção proposto (Anexo C).

Quadro 12 – Fatores comportamentais relacionados ao consumo alimentar

VARIÁVEL	DESCRIÇÃO
Consumo de leite materno	"A criança ontem tomou leite do peito?" *Sim / Não / Não sabe*
Consumo de comida de sal	"Comida de sal (de panela, papa ou sopa)?" *Sim / Não* "Se sim, quantas vezes?" *Em pedaços/amassada/passada na peneira /liquidificada /só o caldo /não sabe*
Consumo de carne ou ovo	"Carne (boi, frango, peixe, porco, miúdos, outras) ou ovo?" *Sim / Não / Não sabe*
Consumo de fígado	"Fígado?" *Sim / Não / Não sabe*
Consumo de feijão	"Feijão?" *Sim / Não / Não sabe*
Consumo de leite	"Outro leite que não o leite do peito? / Mingau com leite / Iogurte?" *Sim / Não / Não sabe*
Consumo de frutas frescas	"Ontem a criança comeu fruta inteira, em pedaço ou amassada?" *Sim / Não / Não sabe*
Consumo de verduras e/ou legumes	"Legumes (não considerar os utilizados como temperos, nem batata, mandioca/aipim/macaxeira, cará e inhame)" *Sim / Não / Não sabe*
Consumo de vegetal ou fruta de cor alaranjada	"Vegetal ou fruta de cor alaranjada (abóbora, cenoura, mamão, manga) ou folhas verdes escuras (couve, caruru, beldroega, bertalha, espinafre, mostarda)" *Sim / Não / Não sabe*
Consumo de verdura em folha (alface/acelga/repolho)	*Sim / Não / Não sabe*
Consumo de arroz, batata, inhame, aipim, farinha ou macarrão	"Arroz, batata, inhame, aipim/macaxeira/mandioca, farinha ou macarrão (sem ser instantâneo)?" *Sim / Não / Não sabe*

VARIÁVEL	DESCRIÇÃO
Consumo de hambúrguer e/ou embutidos	"Hambúrguer e/ou embutidos (presunto, mortadela, salame, linguiça, salsicha)?" *Sim / Não / Não sabe*
Consumo de bebidas adoçadas	"Bebidas adoçadas (refrigerante, suco de caixinha, suco em pó, água de coco de caixinha, xaropes de guaraná/groselha, suco de fruta com adição de açúcar)?" *Sim / Não / Não sabe*
Consumo de macarrão instantâneo, salgadinhos de pacote ou biscoitos salgados	"Macarrão instantâneo, salgadinhos de pacote ou biscoitos salgados?" *Sim / Não / Não sabe*
Consumo de biscoito recheado, doces, guloseimas	"Biscoito recheado, doces (balas, pirulitos, chiclete, caramelo, gelatina)?" *Sim / Não / Não sabe*
Realização de refeições assistindo à televisão, mexendo no computador e/ou celular	"Você tem costume de realizar as refeições assistindo TV, mexendo no computador e/ou celular?" *Sim / Não / Não sabe*
Refeições realizadas ao longo do dia	"Quais refeições você faz ao longo do dia?" *Café da manhã/lanche da manhã/almoço/lanche da tarde/jantar/ceia*

Fonte: o autor, adaptado de Brasil (2015)

Avaliação dos aspectos sanitários dos serviços de alimentação de instituições de acolhimento para crianças e adolescentes

A avaliação dos aspectos sanitários dos serviços de alimentação foi realizada por meio do preenchimento de um roteiro de inspeção adaptado a partir das seguintes legislações: Resolução RDC 275/02, Resolução RDC 216/04, Roteiro de Inspeção para Casas de Apoio a Crianças e Jovens em Tratamento publicado pela Secretaria Estadual de Saúde de Curitiba, Roteiro de Avaliação da Segurança Sanitária de Serviços de Acolhimento Institucional de Alta Complexidade do Suas, publicado pela Secretaria de Estado da Saúde de Santa Catarina, e roteiro de inspeção para comunidades terapêuticas da Superintendência de Vigilância Sanitária do município de Nova Iguaçu (BRASIL, 2002, 2004; CURITIBA, 2002; SANTA CATARINA, ca. 2014).

A adaptação do roteiro de inspeção (Anexo C) foi realizada em razão de não haver legislação sanitária federal nem do município de Nova Iguaçu específica para serviços de alimentação de instituições de acolhimento para crianças e adolescentes.

Os critérios para a avaliação do cumprimento dos itens do roteiro de inspeção adaptado basearam-se no risco potencial inerente a cada item, visando à qualidade e segurança dos usuários (BRASIL, 2002). Os critérios adotados foram:

- Imprescindível – para aqueles itens que podem influenciar, em grau crítico, a qualidade dos serviços prestados e a saúde dos moradores. Os quesitos assim considerados compõem um conjunto de exigências legais contidas em resoluções, portarias federais, estaduais e municipais, sendo imprescindível seu cumprimento integral;
- Necessário – para aqueles itens que podem influenciar, em grau menos crítico, a qualidade dos serviços prestados e a saúde dos moradores. Esse critério possibilita verificar as condições necessárias para a melhoria do estabelecimento;
- Recomendável – para aqueles itens que podem influenciar, em grau não crítico, a qualidade dos serviços prestados e a saúde dos moradores.

Durante as visitas aos abrigos participantes da pesquisa, os itens do roteiro de inspeção adaptado foram preenchidos segundo as seguintes opções:

- SIM – quando estavam de acordo (atenderam ao que foi solicitado no item);
- NÃO – quando estavam em desacordo (não atenderam ao que foi solicitado no item);
- NÃO DISPONÍVEL – quando o item não atendeu ao solicitado e não era obrigatório.

Na avaliação final dos aspectos sanitários dos serviços de alimentação para instituições de acolhimento, os itens foram computados e expressos em percentual por categoria de critérios atendidos.

PARTE III

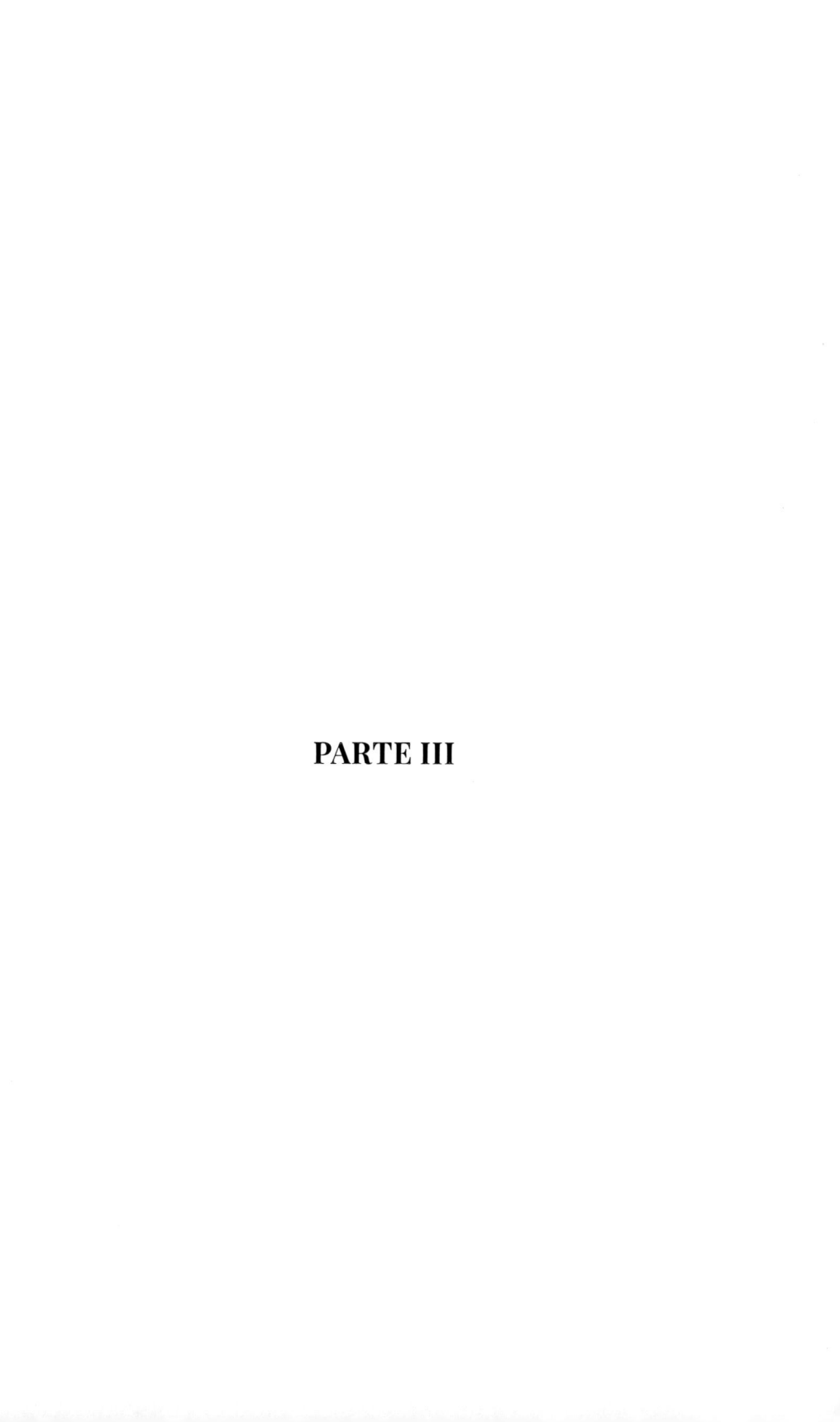

Os resultados expressos neste livro descrevem as características de quatro abrigos e uma casa lar, suas equipes, seus dirigentes e as crianças e os adolescentes acolhidos nesses serviços no município de Nova Iguaçu, Região Metropolitana do estado do Rio de Janeiro.

PERFIL DAS EQUIPES QUE PARTICIPARAM DA CAPACITAÇÃO

Um total de 42 profissionais, membros das equipes de nove serviços de acolhimento do município de Nova Iguaçu e um serviço do município de Mesquita, foram submetidos à capacitação sobre os temas ECA e aspectos sanitários dos serviços de alimentação para instituições de acolhimento.

Conforme a Tabela 1, a amostra foi composta de 10 homens (24%) e 32 mulheres (76%), com idade média semelhante entre os sexos: 39,2 anos para os homens (±14,9) e 41,6 anos para as mulheres (±8,8).

A amostragem foi bem heterogênea em relação à função executada pelos participantes nos serviços de acolhimento: 15 educadores ou pai/mãe sociais (36%), oito assistentes sociais (19%), cinco psicólogos (12%), quatro estagiários (10%), três coordenadores (7%), dois funcionários administrativos (5%), um pedagogo (2%) e três em atividades não informadas (7%).

A maioria dos participantes nunca tinha recebido nenhum treinamento ou capacitação para os cargos que exercem ou o receberam havia mais de dois anos. Em relação à última capacitação realizada, 16 participantes informaram que ocorrera entre os anos de 2013 e 2014 (38%), nove foram capacitados entre os anos de 2011 e 2012 (21%), e cinco participantes, entre os anos de 2009 e 2010 (12%). Dos demais, 11 participantes (26%) informaram nunca terem sido capacitados.

Tabela 1 – Características dos profissionais de serviços de acolhimento participantes da capacitação

Características	n - 42	%
Sexo		
Feminino	32	76
Masculino	10	24
Idade		
20 ⊢ 30	6	14
30 ⊢ 40	12	29

Características	n - 42	%
40 ⊢ 50	11	26
50 ⊢ 60	8	19
60 ⊢ 70	2	5
Não responderam	3	7
Ano última capacitação		
2013-2014	16	38
2011-2012	9	21
2009-2010	5	12
Nunca participou	11	26
Não respondeu	1	3
Função no Abrigo		
Educador ou pai/mãe social	15	36
Assistente social	8	19
Psicólogo	5	12
Pedagogo	1	2
Coordenador	3	7
Administrativo	2	5
Estagiário	4	10
Outros	3	7
Não responderam	1	2
	42	100

n – número de participantes

Fonte: questionário semiestruturado com questões sociodemográficas e relativas à sua atuação profissional e institucional

 As questões abertas do questionário semiestruturado foram analisadas por meio da leitura das respostas e da identificação de um conceito que revelasse a sua ideia central.

 As principais ideias apontadas pelos participantes foram organizadas a seguir, de acordo com cada pergunta do questionário.

a. O que eu preciso melhorar ou superar como profissional?

Segundo a maioria dos participantes, existe a necessidade de aperfeiçoamento contínuo mediante a busca do conhecimento específico da área e a participação em encontros de capacitação.

Outras questões citadas que repercutem diretamente no atendimento aos acolhidos foram: melhorar o relacionamento entre os membros das equipes, melhores condições de trabalho e aperfeiçoar o tempo de trabalho com menos burocracia e mais participação na construção e implementação do projeto pedagógico das instituições.

b. O que eu quero realizar como profissional no abrigo?

Nessa questão, predominaram ideias de realização de um trabalho mais humanizado, que viabilize a socialização das crianças e favoreça a reintegração com a família de origem e a superação da violação de direitos. Circunstâncias, como alta carga de trabalho, reconhecimento profissional e pagamento dos salários "em dia", também foram citadas. Segundo os participantes, sua atuação profissional melhora ou ameniza as deficiências geradas pela falta de recursos.

c. A capacitação favoreceu seu entendimento sobre a importância do trabalho educativo em abrigos?

Todos os participantes relataram que serem capacitados nos temas abordados favoreceu o entendimento sobre a importância de seu trabalho educativo nos serviços de acolhimento.

d. O que eu gostaria de aprender ou debater em uma próxima oportunidade?

Os profissionais apontaram vários temas importantes para o atendimento de crianças e adolescentes em acolhimento, entre eles, o ECA, sexualidade de crianças e adolescentes, atendimento aos acolhidos em situação de rua, crianças e adolescentes com necessidades especiais, nutrição e intervenção do Ministério Público e do Tribunal de Justiça nos serviços de acolhimento.

PERFIL DOS SERVIÇOS DE ACOLHIMENTO, DIRIGENTES E EQUIPES DE TRABALHO

Todos os serviços apresentaram como perfil de atendimento à execução de programa de acolhimento institucional de crianças e adolescentes em situação de vulnerabilidade social, entre os quais dois atendiam a necessidades especiais de ordem mental e neurológica, respectivamente.

A capacidade de atendimento das instituições foi bem variada: o abrigo A apresentou capacidade para até 15 crianças de ambos os sexos, o abrigo B oferecia capacidade para até 20 crianças de ambos os sexos, o abrigo C para até 15 crianças do sexo masculino, o abrigo D estava cadastrado com capacidade para até 30 crianças e adolescentes do sexo feminino (grávidas e seus filhos) (excepcionalmente meninos, menores de 12 anos quando em grupo de irmãos), e o abrigo E cadastrado com capacidade para até 14 crianças e adolescentes de ambos os sexos.

No dia da coleta de dados, o abrigo A apresentou 13 acolhidos; o abrigo B apresentou 15 acolhidos; o abrigo C apresentou seis acolhidos; o abrigo D apresentou 22 acolhidos, e o abrigo E apresentou 11 acolhidos.

A formação das equipes dos serviços de acolhimento foi bem homogênea. Todas possuíam os profissionais que compõem a chamada equipe profissional mínima, formada por coordenador, equipe técnica, composta geralmente por um assistente social e um psicólogo, educador/cuidador e auxiliar de educador/cuidador.

Além da equipe profissional mínima, os serviços possuíam, em seu quadro de funcionários, os seguintes profissionais: assistentes administrativos, cozinheiros, profissionais de serviços gerais, motoristas, profissionais para serviços de lavanderia, seguranças, pedagogo e organizador de eventos.

As Tabelas 2 e 3, a seguir, apresentam o perfil das instituições de acolhimento e o perfil de suas equipes, respectivamente.

Tabela 2 – Perfil de cinco serviços de acolhimento do município de Nova Iguaçu

Caracterís-ticas	Abrigo A	Abrigo B	Abrigo C	Abrigo D	Abrigo E
Modalidade de acolhimento	Abrigo Institucional	Abrigo Institucional	Abrigo Institucional	Abrigo Institucional	Casa Lar
Perfil	Execução de programa de acolhimento institucional de crianças em situação de vulnerabilidade social.	Execução de programa de acolhimento institucional de crianças em situação de vulnerabilidade social.	Execução de programa de acolhimento institucional de crianças e adolescentes[2]	Execução de programa de acolhimento institucional de crianças e adolescentes[3]	Execução de programa de acolhimento institucional de crianças e adolescentes em situação de vulnerabilidade social
Capacidade	15 crianças de ambos os sexos – 0 a 11 anos	20 crianças de ambos os sexos – 0 a 12 anos	15 crianças do sexo masculino – 6 a 12 anos	30 crianças e adolescentes do sexo feminino (grávidas e seus filhos) – 0 a 18 anos [4]	14 crianças e adolescentes de ambos os sexos – 4 a 12 anos
Número de acolhidos	13 (9 crianças e 4 adolescentes)	15 (9 crianças, 5 adolescentes e 1 jovem)	6 (1 criança e 5 adolescentes)	22 (8 crianças e 14 adolescentes)	11 (6 crianças, 4 adolescentes e 1 jovem)

Fonte: questionário semiestruturado com questões sociodemográficas e relativas à sua atuação profissional e institucional.

Tabela 3 – Perfil das equipes de cinco serviços de acolhimento do município de Nova Iguaçu

	Equipe				
Assistente social	1	1	1	1	1
Psicólogo	1	1	1	1	1
Educador/cuidador (nível médio)	4	4	4	6	4

[2] Atende também a necessidades especiais de ordem neurológica.
[3] Atende também a necessidades especiais de ordem mental.
[4] Atende excepcionalmente meninos, menores de 12 anos, quando em grupo de irmãos.

	Equipe				
Auxiliar de educador/cuidador (nível fundamental)	1	1	1	1	1
Cozinheiro	1	1	1	0	1
Administrativo	2	1	2	1	
Profissional de serviços gerais	1	1	1	1	1
Motorista	1	1	1	1	0
Lavanderia	1	1	0	1	0
Segurança	1	2	0	1	0
Outros	0	0	Pedagogo	Org.de eventos	0
Voluntários[5]	2	3	1	2	2
Estagiários	0	1	3	0	0

Fonte: questionário semiestruturado com questões sociodemográficas e relativas à sua atuação profissional e institucional

PERFIL SOCIODEMOGRÁFICO DAS CRIANÇAS E DOS ADOLESCENTES ACOLHIDOS

O número total de acolhidos nas instituições estudadas foi de 67, sendo 65 crianças e adolescentes e duas jovens com necessidades especiais. Em relação ao gênero, 29 eram do sexo masculino (43,3%) e 38 do sexo feminino (56,7%).

Idade e sexo

A idade dos acolhidos mostrou-se bem heterogênea (Tabela 4). Entre os acolhidos do sexo masculino, seis tinham idade menor que 5 anos (20,7%), nove tinham idade entre 5 e 10 anos (31%), e 14 eram adolescentes (48,3%), com idade média de 8,6 anos (± 4,4).

Entre as acolhidas, duas tinham idade menor que 5 anos (5,3%), 16 tinham entre 5 e 10 anos (42%), 18 eram adolescentes (47,4%), e duas (5,3%) eram jovens adultas com necessidades especiais (idades de 24 e 29 anos). A idade média das acolhidas (incluindo as jovens com necessidades especiais) foi de 11 anos (± 5,3).

---

[5] Sem vínculo empregatício.

Neste livro, 34 acolhidos eram adolescentes ou jovens, com idade igual ou maior a 10 anos (50,7% do total de 67 acolhidos).

Apesar da obrigatoriedade de se desligarem das instituições de acolhimento após os 18 anos, as duas jovens com necessidades especiais encontravam-se sob a tutela dos responsáveis pelos serviços de acolhimento. Os motivos alegados para a tutela foram: a deficiência mental apresentada, não possuir família de origem, extensa ou substituta com interesse na guarda provisória ou definitiva e falta de condições físicas, psicológicas e socioeconômicas que lhes possibilitasse viver fora do acolhimento institucional de forma autônoma e independente.

Segundo o ECA, as jovens deveriam ser encaminhadas a uma república, modalidade de acolhimento voltada para essa faixa etária. Porém, a mudança para essa modalidade de acolhimento foi descartada pelos serviços que as atendem pelas seguintes razões: 1) por acreditarem que elas seriam expostas a riscos de violência e outras vulnerabilidades; 2) pelo forte vínculo afetivo desenvolvido pelas jovens com as equipes e os locais onde vivem; 3) pelo sofrimento e pela nova sensação de abandono que essa transferência poderia trazer às jovens e 4) pelas limitações impostas pela deficiência mental que sofrem.

Tabela 4 – Caracterização segundo idade e sexo das crianças e dos adolescentes acolhidos no município de Nova Iguaçu

	Abrigo A		Abrigo B		Abrigo C		Abrigo D		Abrigo E	
	M	F	M	F	M	F	M	F	M	F
Idade (anos)										
< 5 anos	1	1	2	-	-	-	3	1	-	-
5 ├ 10	3	4	2	5	1	-	1	3	2	4
10 ├ 18	2	2	3	2	5	-	2	12	2	2
> 18 anos	-	-	-	1	-	-	-	-	-	1
Total	6	7	7	8	6	-	6	16	4	7

M – sexo masculino; F – sexo feminino

Fonte: questionário dos dirigentes dos abrigos

Tempo de institucionalização

Neste livro, foi verificado que 15 meninos (51,7%) estavam acolhidos havia menos de seis meses; três, no período entre seis meses e um ano

(10,3%); 10, no período compreendido entre um e três anos (34,5%), e um (3,5%) estava acolhido havia mais de três anos (aproximadamente, 17 anos).

Entre as meninas, 17 estavam acolhidas havia menos de seis meses (44,7%); seis com tempo de institucionalização entre seis meses e um ano (15,8%); 10, no período entre um e três anos (26,3%), e cinco (13,2%) estavam acolhidas havia mais de três anos (3,2 anos, 8 anos, 10 anos, 10,4 anos e 19,7 anos, respectivamente).

Entre os acolhidos do sexo masculino, 12 eram de cor parda (41,4%), 15 de cor negra (51,7%) e dois de cor branca (6,9%). Entre as acolhidas, 19 eram de cor parda (50%), 17 eram de cor negra (44,7%), e duas (5,3%) de cor branca.

A relação tempo de institucionalização e cor da pele mostrou que, entre os meninos acolhidos, havia menos de seis meses, cinco eram de cor parda (17,3%), nove de cor negra (31,1%) e um de cor branca (3,5%). Três meninos de cor negra estavam acolhidos no período compreendido entre seis meses e um ano (10,3%). No período de acolhimento compreendido entre um e três anos, sete eram de cor parda (24,1%), dois de cor negra (6,7%), e um de cor branca (3,5%). E, entre os acolhidos havia mais de três anos, 3,5% eram de cor negra.

Entre as meninas acolhidas havia menos de seis meses, oito eram de cor parda (21%), oito de cor negra (21%) e uma de cor branca (2,6%). Duas meninas de cor parda (5,3%) e cinco meninas de cor negra (13,2) estavam acolhidas no período compreendido entre seis meses e um ano. No período de acolhimento compreendido entre um e três anos, havia sete meninas de cor parda (18,4%) e duas de cor negra (5,3%). Entre as acolhidas, havia mais de três anos, duas eram de cor parda (5,3%), duas de cor negra (5,3%) e uma de cor branca (2,6%).

Do total de 67 acolhidos, seis estavam em serviços de acolhimento havia mais de três anos, sendo dois de cor parda (3%), três de cor negra (4,5%) e um de cor branca (1,5%).

Em quatro serviços de acolhimento, cerca de 50% dos acolhidos estavam sem visitação familiar havia mais de dois meses. Em um dos serviços, todos os acolhidos não recebiam visitação familiar (informação verbal).

De acordo com o MCA, o estado do Rio de Janeiro tinha, em 31 de dezembro de 2015, 1.988 crianças e adolescentes acolhidos. Desses, 1.139 estavam na faixa etária de 10 a 18 anos (57,29%). Dos 1.139 acolhidos maiores de 10 anos, 554 estavam sem visitação familiar (59,8%), constituindo-se em 241 com destituição do poder familiar (43,5%) e 313 sem destituição do poder familiar (56,5%). A informação referente à visitação da criança ou do adolescente indica abandono familiar[6] (MPRJ, 2016).

Esclaridade, município de origem e presença de doença

A Tabela 5 apresenta o perfil sociodemográfico dos acolhidos no município de Nova Iguaçu. Conforme os dados coletados, entre os acolhidos do sexo masculino, 13 não estudavam (44,8%), 12 (41,4%) estavam no ensino fundamental (1ª a 4ª séries), e quatro (13,8%) estavam no ensino fundamental (5ª a 8ª séries).

Os dados dos acolhidos do sexo feminino mostraram que sete não estudavam (18,4%), 24 (63,2%) estavam no ensino fundamental (1ª a 4ª séries), cinco (13,2%) no ensino fundamental (5ª a 8ª séries), um no ensino médio (2,6%) e um (2,6%) no ensino fundamental – Ensino de Jovens e Adultos (EJA). No grupo de crianças e adolescentes que não estudavam, os motivos para tal condição eram diversos, entre eles a mudança de serviço de acolhimento e a retirada da família de origem (informação verbal).

Com relação ao município de origem, 53 acolhidos eram provenientes de Nova Iguaçu (79,1%); quatro, de Mesquita (5,9%); três, de Belford Roxo (4,5%); três, de Queimados (4,5%); um, de São João de Meriti (1,5%); e três, do Rio de Janeiro (4,5%). Aproximadamente 95% dos acolhidos eram oriundos de municípios da Baixada Fluminense, Região Metropolitana do Rio de Janeiro.

No que diz respeito à presença de doenças, um adolescente, do sexo masculino, apresentou deficiência física, epilepsia e deficiência mental leve. Outro adolescente do sexo masculino apresentou deficiência auditiva e soropositividade para VIH desde o nascimento. As duas jovens sob tutela dos serviços de acolhimento apresentaram deficiência mental leve.

---

[6] Dispõe a Resolução CNMP, n.º 71, de 15/06/11, em seu art. 5º: "Nos casos de crianças e adolescentes em acolhimento institucional sem receberem qualquer visitação por período superior a 02 (dois) meses, ressalvadas as hipóteses em que haja decisão judicial suspendendo tal visitação, o membro do Ministério Público deverá adotar as medidas que entender cabíveis para efetiva garantia do direito à convivência familiar e comunitária dos acolhidos, promovendo, preferencialmente, gestões junto à entidade de acolhimento e aos programas e serviços integrantes da política destinada à efetivação do direito à convivência familiar, no sentido da localização dos pais, apuração das causas da falta de visitação e estímulo à sua realização" (CONSELHO NACIONAL DO MINISTÉRIO PÚBLICO, 2016).

Tabela 5 – Perfil sociodemográfico das crianças e dos adolescentes acolhidos

	Masculino		Feminino	
	n	%	n	%
Total	29	100	38	100
Idade (anos)				
< 5 anos	6	20,7	2	5,3
5 ⊢ 10	9	31	16	42
10 ⊢ 18	14	48,3	18	47,4
> 18 anos	-	-	2	5,3
Tempo de institucionalização				
< 6 meses	15	51,7	17	44,7
6 meses ⊢ 1 ano	3	10,3	6	15,8
1 ano ⊢ 3 anos	10	34,5	10	26,3
> 3 anos	1	3,5	5	13,2
Cor				
Parda	12	41,4	19	50
Negra	15	51,7	17	44,7
Branca	2	6,9	2	5,3
Escolaridade				
Não estudavam	13	44,8	7	18,4
Ensino fundamental – 1ª a 4ª séries	12	41,4	24	63,2
Ensino fundamental – 5ª a 8ª séries	4	13,8	5	13,2
Ensino fundamental - EJA	-		1	2,6
Ensino médio	-		1	2,6
Município de origem				
Nova Iguaçu	25	86,2	28	73,7
Belford Roxo	1	3,4	2	5,2
Mesquita	2	7,0	2	5,3
Queimados	1	3,4	2	5,3
São João de Meriti	-	-	1	2,6
Rio de Janeiro	-	-	3	7,9
Presença de doença				
Sim	1	3,4	2	5,3
Não	28	96,6	36	94,7

n – número de indivíduos
Fonte: questionário dos dirigentes dos abrigos

Os gráficos 1, 2 e 3, a seguir, apresentam os dados relativos à idade, ao tempo de institucionalização e à cor da pele dos 67 acolhidos participantes deste livro.

Gráfico 1 – Idade dos acolhidos no município de Nova Iguaçu

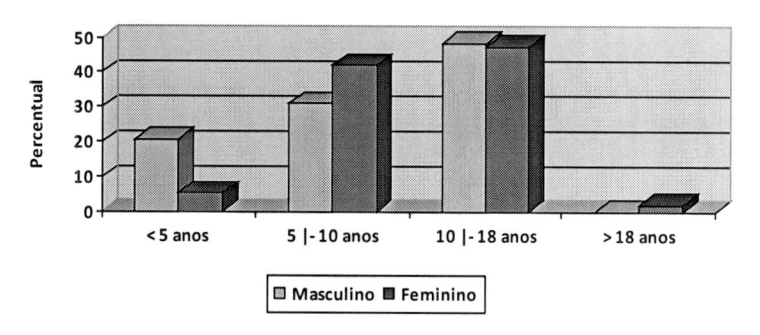

Fonte: questionário dos dirigentes, roteiro de inspeção e formulário de avaliação nutricional

Gráfico 2 – Tempo de institucionalização dos acolhidos no município de Nova Iguaçu

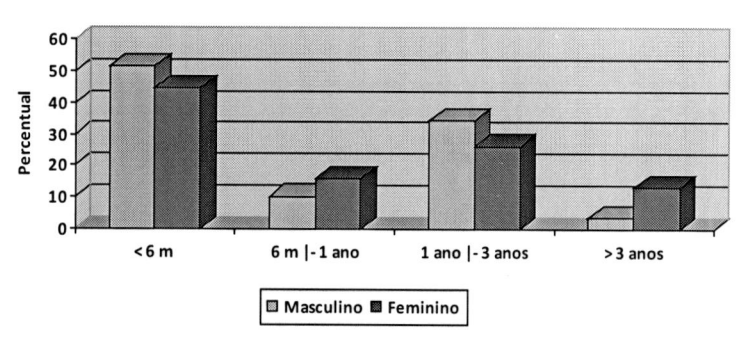

Fonte: questionário dos dirigentes, roteiro de inspeção e formulário de avaliação nutricional

Gráfico 3 – Cor da pele dos acolhidos no município de Nova Iguaçu

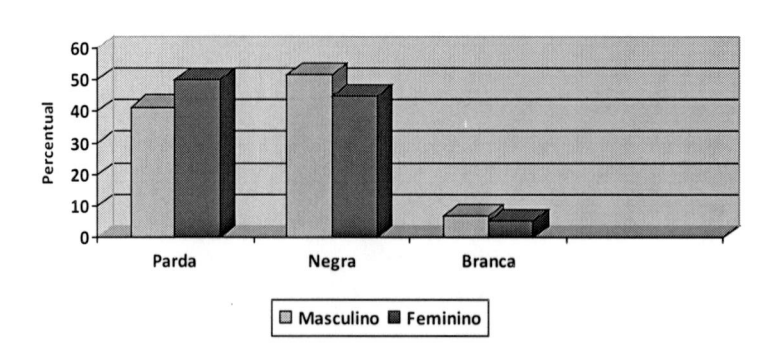

Fonte: questionário dos dirigentes, roteiro de inspeção e formulário de avaliação nutricional

AVALIAÇÃO ANTROPOMÉTRICA DAS CRIANÇAS E DOS ADOLESCENTES ACOLHIDOS

A avaliação antropométrica foi realizada em todas as crianças e todos os adolescentes acolhidos nas instituições participantes da pesquisa. A análise da relação peso/idade de crianças menores de 5 anos (seis meninos e duas meninas) mostrou que 83,3% dos meninos e 100% das meninas apresentaram peso adequado para idade, ou seja, encontravam-se na faixa de normalidade nutricional. Apenas um menino foi classificado com peso elevado para idade.

Entre os meninos, o índice antropométrico peso/estatura classificou cinco acolhidos (83,3%) com risco de sobrepeso e um acolhido (16,7%) com sobrepeso. Já o índice IMC/idade mostrou quatro acolhidos (66,7%) com risco de sobrepeso e dois acolhidos (33,3%) com sobrepeso.

Apesar de o índice peso/idade classificar as duas meninas menores de 5 anos como eutróficas, nos índices peso/estatura e IMC/idade, elas foram classificadas com risco de sobrepeso.

Com relação ao crescimento linear, o índice estatura/idade, que reflete o efeito cumulativo das situações adversas sobre o crescimento das crianças, mostrou que cinco meninos (83,3%) e uma menina (50%) apresentaram estatura adequada para idade. Um menino (16,7%) e uma menina (50%) apresentaram baixa estatura para idade.

A Tabela 6 e os Gráficos 4, 5, 6 e 7 apresentam a caracterização antropométrica acolhidos menores de 5 anos de idade.

Tabela 6 – Caracterização antropométrica dos acolhidos menores de 5 anos do município de Nova Iguaçu

Percentis	Caracterização peso/idade	Masculino n = 6	%	Feminino n = 2	%
< percentil 0,1	Muito baixo peso para a idade	-	-	-	-
≥ percentil 0,1 e < percentil 3	Baixo peso para a idade	-	-	-	-
≥ percentil 3 e ≤ percentil 97	Peso adequado para idade	5	83,3	2	100
> percentil 97	Peso elevado para idade	1	16,7	-	-
	Caracterização peso/estatura				
< percentil 0,1	Magreza acentuada	-	-	-	-
≥ percentil 0,1 e < percentil 3	Magreza	-	-	-	-
≥ percentil 3 e ≤ percentil 85	Eutrofia	-	-	-	-
> percentil 85 e ≤ percentil 97	Risco de sobrepeso	5	83,3	1	50
> percentil 97 e ≤ percentil 99,9	Sobrepeso	1	16,7	1	50
> percentil 99,9	Obesidade	-	-	-	-
	Caracterização estatura/idade				
< percentil 0,1	Muito baixa estatura para idade	-	-	-	-
≥ percentil 0,1 e < percentil 3	Baixa estatura para idade	1	16,7	1	50
≥ percentil 3	Estatura adequada para idade	5	83,3	1	50
	Caracterização IMC/idade				
< percentil 0,1	Magreza acentuada	-	-	-	-
≥ percentil 0,1 e < percentil 3	Magreza	-	-	-	-
> percentil 3 e ≤ percentil 85	Eutrofia	-	-	-	-
> percentil 85 e ≤ percentil 97	Risco de sobrepeso	4	66,7	2	100
> percentil 97 e ≤ percentil 99,9	Sobrepeso	2	33,3	-	-
> percentil 99,9	Obesidade	-	-	-	-

n – número de indivíduos
Fonte: formulário de avaliação nutricional

Gráfico 4 – Caracterização antropométrica segundo o índice peso/idade dos acolhidos menores de 5 anos do município de Nova Iguaçu

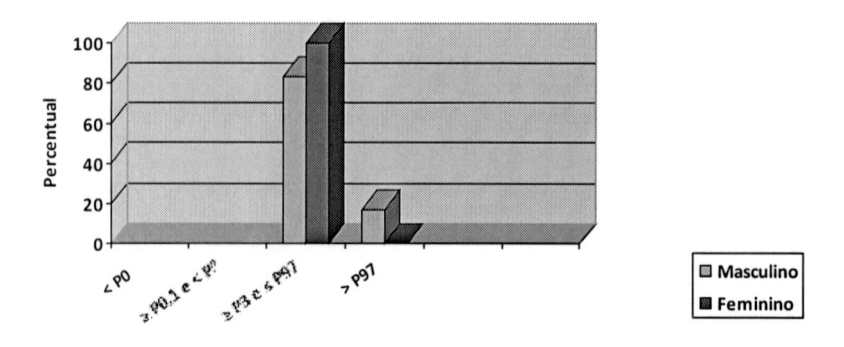

Fonte: formulário de avaliação nutricional

Gráfico 5 – Caracterização antropométrica segundo o índice peso/estatura dos acolhidos menores de 5 anos do município de Nova Iguaçu

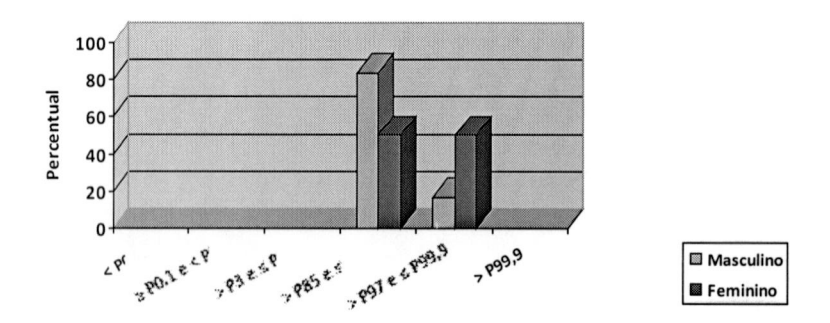

Fonte: formulário de avaliação nutricional

Gráfico 6 – Caracterização antropométrica segundo o índice IMC/idade dos acolhidos menores de 5 anos do município de Nova Iguaçu

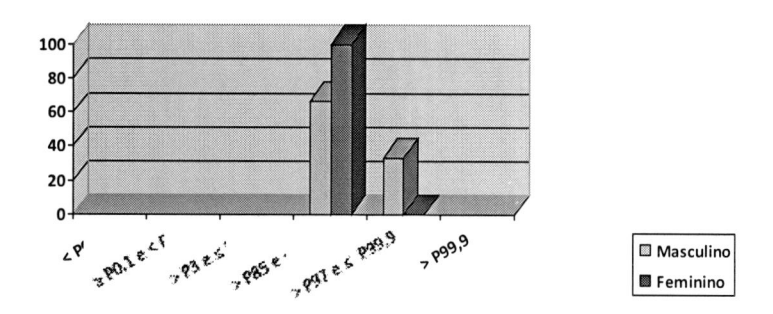

Fonte: formulário de avaliação nutricional

Gráfico 7 – Caracterização antropométrica segundo o índice estatura/idade dos acolhidos menores de 5 anos do município de Nova Iguaçu

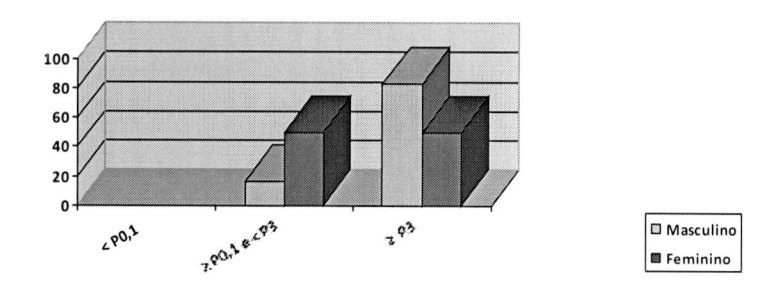

Fonte: formulário de avaliação nutricional

A Tabela 7 apresenta a caracterização antropométrica das crianças com idade entre 5 e 10 anos (nove meninos e 16 meninas). Conforme os dados, na avaliação da relação peso/idade, oito meninos (88,9%) e 16 meninas (100%) apresentaram peso adequado para idade, ou seja, encontravam-se na faixa de normalidade nutricional. Apenas um menino (11,1%) foi classificado com peso elevado para idade.

Com relação ao crescimento linear, o índice estatura/idade mostrou 100% dos meninos e das meninas com estatura adequada para idade.

A avaliação do índice IMC/idade mostrou seis meninos eutróficos (66,7%), dois com sobrepeso (22,2%) e um com obesidade (11,1%). Entre as meninas, 14 estavam eutróficas (87,5%) e duas com sobrepeso (12,5%).

Tabela 7 – Caracterização antropométrica das crianças com idade entre 5 e 10 anos acolhidos no município de Nova Iguaçu

Percentis	Caracterização peso/idade	Masculino		Feminino	
		n = 9	%	n = 16	%
< percentil 0,1	Muito baixo peso para a idade	-	-	-	-
≥ percentil 0,1 e < percentil 3	Baixo peso para a idade	-	-	-	-
≥ percentil 3 e ≤ percentil 97	Peso adequado para idade	8	88,9	16	100
> Percentil 97	Peso elevado para idade	1	11,1	-	-
	Caracterização estatura/idade				
< percentil 0,1	Muito baixa estatura para idade	-	-	-	-
≥ percentil 0,1 e < percentil 3	Baixa estatura para idade	-	-	-	-
≥ percentil 3	Estatura adequada para idade	9	100	16	100
	Caracterização IMC/idade				
< percentil 0,1	Magreza acentuada	-	-	-	-
≥ percentil 0,1 e < percentil 3	Magreza	-	-	-	-
≥ percentil 3 e ≤ percentil 85	Eutrofia	6	66,7	14	87,5
> percentil 85 e ≤ percentil 97	Sobrepeso	-	-	-	-
> percentil 97 e ≤ percentil 99,9	Obesidade	2	22,2	2	12,5
> percentil 99,9	Obesidade grave	1	11,1	-	-

n – número de indivíduos
Fonte: formulário de avaliação nutricional

A Tabela 8 apresenta a caracterização antropométrica dos adolescentes acolhidos. Na avaliação antropométrica dos adolescentes no índice estatura/idade, 100% dos meninos apresentaram estatura adequada para idade. A avaliação do IMC/idade apresentou um menino com magreza (7,1%), 11 meninos eutróficos, um menino com sobrepeso (7,1%) e um menino com obesidade (7,1%).

Entre as meninas, a avaliação do índice estatura/idade mostrou 17 meninas com eutrofia (94,4%). Somente uma menina apresentou muito baixa estatura para idade (5,6%). A avaliação do índice IMC/idade entre as acolhidas foi bem heterogênea. Uma menina apresentou magreza (5,6%), nove apresentaram eutrofia (50%), três mostraram sobrepeso (16,7%), três estavam com obesidade (16,7%), e duas mostraram obesidade grave (11%).

No grupo de adolescentes, 14,2% do sexo masculino e 44,4% do sexo feminino apresentaram classificação de obesidade ou obesidade grave. As duas jovens com necessidades especiais, idade de 24 e 29 anos, foram classificadas segundo o IMC para adultos com sobrepeso e obesidade, respectivamente.

Tabela 8 – Caracterização antropométrica dos adolescentes (≥ 10 anos e < 20 anos) acolhidos no município de Nova Iguaçu

Percentis	Caracterização estatura/idade	Masculino n = 14	%	Feminino n = 18	%
< percentil 0,1	Muito baixa estatura para idade	-	-	1	5,6
≥ percentil 0,1 e < percentil 3	Baixa estatura para idade	-	-	-	-
≥ percentil 3	Estatura adequada para idade	14	100	17	94,4
	Caracterização IMC/idade				
< percentil 0,1	Magreza acentuada	-	-	-	-
≥ percentil 0,1 e < percentil 3	Magreza	1	7,1	1	5,6
> percentil 3 e < percentil 85	Eutrofia	11	78,7	9	50
> percentil 85 e ≤ percentil 97	Sobrepeso	1	7,1	3	16,7
> percentil 97 e ≤ percentil 99,9	Obesidade	1	7,1	3	16,7
> percentil 99,9	Obesidade grave	-	-	2	11

n – número de indivíduos
Fonte: formulário de avaliação nutricional

Neste livro, quanto aos dados sobre o peso ao nascer e a presença da Caderneta de Saúde, somente uma menina e quatro meninos possuíam a Caderneta de Saúde da Criança e o registro do peso ao nascer (7,5%).

Nenhum serviço de acolhimento apresentou o peso das crianças e dos adolescentes no momento do acolhimento. Todos relataram que a coleta de medidas antropométricas dos acolhidos só ocorre quando são levados a uma consulta no dispositivo de saúde que os atende e que nem sempre o profissional de saúde que os assiste realiza o registro dessas medidas nos instrumentos indicados pelo Ministério da Saúde.

AVALIAÇÃO DA ALIMENTAÇÃO E DO AMBIENTE DE REALIZAÇÃO DAS REFEIÇÕES

A avaliação da alimentação foi realizada por meio da aplicação do questionário dos dirigentes dos abrigos (Apêndice B) e do Formulário de Marcadores de Consumo Alimentar, indicado no protocolo do Sisvan, do Ministério da Saúde (Anexo A). O Formulário de Marcadores de Consumo Alimentar apresentou um registro do consumo do dia anterior à coleta dos dados, o que evitou possíveis vieses de memória (BRASIL, 2015).

Os questionários foram respondidos por gestores e/ou profissionais das equipes técnicas das instituições de acolhimento. Segundo as informações fornecidas, somente o abrigo B possuía nutricionista voluntária em sua equipe. Dos cinco serviços de acolhimento pesquisados, somente os abrigos A e B apresentaram o cardápio semanal exposto no mural da cozinha.

Com exceção do abrigo B, que tinha uma nutricionista voluntária (a qual elaborava os cardápios semanais), nos outros quatro serviços de acolhimento, o cardápio era elaborado diariamente por diretores, coordenadores ou outro profissional das equipes. Em todos os serviços de acolhimento, acolhidos e equipes recebiam a mesma alimentação.

O fornecimento dos gêneros alimentícios que compunham as refeições diárias oferecidas pelos serviços era realizado por meio de doações de pessoas físicas, algumas empresas, pelo Serviço Social do Comércio (Sesc) e pela Prefeitura do Município de Nova Iguaçu.

Todos os serviços apresentaram despensa para estocagem dos gêneros alimentícios, com prateleiras, geladeiras e freezers. O recebimento dos gêneros alimentícios e a conferência do prazo de validade eram feitos pelos dirigentes, funcionários administrativos ou pelo cozinheiro do serviço.

Nos abrigos A e D, as crianças e os adolescentes auxiliavam no armazenamento, no preparo e no planejamento das refeições. Em nenhum dos serviços era permitido que crianças maiores e adolescentes servissem suas próprias refeições. Os pratos eram preparados, porcionados e servidos pelos educadores do plantão.

Todos os acolhidos realizavam as refeições no mesmo horário, em refeitórios apropriados para sua realização. Nos cinco serviços, os refeitórios apresentaram mesas com bancos ou cadeiras que comportavam, no mínimo, seis crianças ou adolescentes. Somente um abrigo com crianças menores de 2 anos apresentou mesas e cadeiras adequadas em altura e tamanho para essa faixa etária.

Somente no abrigo B havia acompanhamento nutricional das crianças e dos adolescentes em função da presença da nutricionista voluntária. Em todos os outros serviços, o acompanhamento só ocorria quando os acolhidos eram atendidos pela rede pública de saúde. No caso de crianças menores de 2 anos, os acompanhamentos nos dispositivos públicos de saúde do bairro eram mais frequentes do que no caso das crianças maiores, quando o atendimento só ocorria em casos de doenças ou urgências médicas. Tal fato se devia ao cumprimento do calendário mínimo de consultas proposto pelo Ministério da Saúde.

Neste livro, o formulário de marcadores de consumo alimentar foi aplicado com o objetivo de possibilitar o reconhecimento de alimentos ou comportamentos relacionados à alimentação saudável ou não saudável. A partir da observação desses marcadores, foi possível a orientação de práticas alimentares mais saudáveis para a população avaliada.

Somente os abrigos A, B e D possuíam crianças acolhidas na faixa etária de 0 a 6 meses de idade. Para esse grupo, o formulário serviu para mostrar práticas alimentares não saudáveis e o processo de transição para a alimentação complementar.

Para crianças maiores de 2 anos, o questionário serviu como marcador saudável do consumo de frutas, verduras e feijão; e não saudável, o consumo de embutidos, bebidas adoçadas, macarrão instantâneo e biscoitos salgados, bem como o consumo de doces, guloseimas e biscoitos recheados. Além disso, foram observados a quantidade de refeições realizadas e o hábito de se alimentar assistindo à televisão ou utilizando o celular.

A Tabela 9 e o Gráfico 8, a seguir, apresentam os dados de consumo alimentar saudável e não saudável observados.

Tabela 9 – Consumo alimentar dos acolhidos por abrigo

Marcadores de consumo alimentar	Abrigo A	Abrigo B	Abrigo C	Abrigo D	Abrigo E
Consumo de leite materno[a]	Não	Não	Não	Não	Não
Consumo de comida de sal	Sim	Sim	Sim	Sim	Sim
Consumo de carne ou ovo	Sim	Sim	Sim	Sim	Sim
Consumo de fígado	Não	Não	Não	Não	Não
Consumo de feijão	Sim	Sim	Sim	Sim	Sim
Consumo de leite[b]	Sim	Sim	Sim	Sim	Sim
Consumo de frutas frescas[c]	Sim	Sim	Sim	Sim	Sim
Consumo de verduras e/ou legumes	Sim	Sim	Sim	Sim	Sim
Consumo de vegetal ou fruta de cor alaranjada	Sim	Sim	Sim	Sim	Sim
Consumo de verdura em folha	*Não*	*Não*	*Não*	*Não*	*Não*
Consumo de arroz, batata, inhame, aipim, farinha ou macarrão	Sim	Sim	Sim	Sim	Sim
Consumo de hambúrguer e/ou embutidos	*Sim*	*Não*	*Não*	*Não*	*Não*
Consumo de bebidas adoçadas	*Não*	*Não*	*Sim*	*Sim*	*Sim*
Consumo de macarrão instantâneo, salgadinhos de pacote ou biscoitos salgados	*Não*	*Não*	*Sim*	*Sim*	*Sim*
Consumo de biscoito recheado, doces, guloseimas	*Não*	*Sim*	*Não*	*Sim*	*Não*
Realização de refeições assistindo a televisão, mexendo no computador e/ou celular	Não	Não	Não	Não	Não
Quais refeições você faz ao longo do dia?*	6	6	4	4	4

a O não consumo de leite materno ocorre pelo afastamento das crianças de suas mães, em função do acolhimento institucional.

b Consumido na forma de leite de vaca UHT, iogurte, mingau ou vitamina de frutas com leite.

c Consumidas em pedaços ou inteiras.

* 6 refeições = café da manhã, lanche da manhã, almoço, lanche da tarde, jantar e ceia.

  4 refeições = café da manhã, almoço, lanche da tarde, jantar.

Fonte: formulário de consumo alimentar

Gráfico 8 – Consumo alimentar saudável e não saudável nos abrigos pesquisados no município de Nova Iguaçu

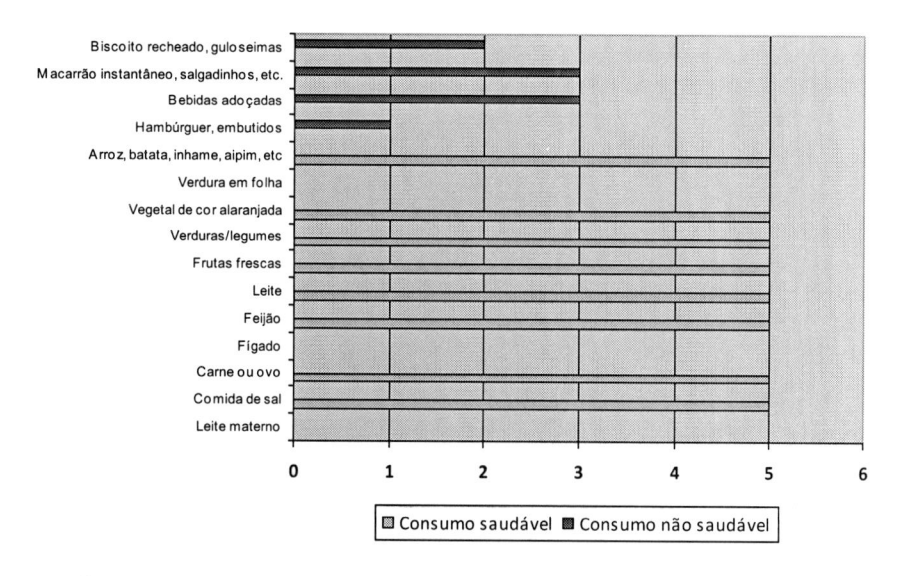

Alimento	Consumo saudável	Consumo não saudável
Biscoito recheado, gulosseimas		2
Macarrão instantâneo, salgadinhos, etc.		3
Bebidas adoçadas		3
Hambúrguer, embutidos		1
Arroz, batata, inhame, aipim, etc	5	
Verdura em folha	5	
Vegetal de cor alaranjada	5	
Verduras/legumes	5	
Frutas frescas	5	
Leite	5	
Feijão	5	
Fígado	5	
Carne ou ovo	5	
Comida de sal	5	
Leite materno	5	

Fonte: formulário de consumo alimentar

O consumo de leite materno não foi observado em nenhum dos serviços, por causa do afastamento dos lactentes de suas mães, em função do acolhimento institucional. Em todos os casos de acolhimento de menores de 2 anos de idade, as crianças eram alimentadas com fórmulas infantis para lactentes. Para crianças maiores, o leite de vaca foi oferecido, em todos os serviços participantes da pesquisa, nas pequenas refeições, na forma de iogurte, mingau e/ou vitaminas de frutas com leite de vaca.

Para as crianças acima de 6 meses, em todos os serviços, foi oferecida comida de sal duas vezes ao dia, nas principais refeições do dia (almoço e jantar), incluindo feijão e algum tipo de alimento rico em carboidrato, como arroz, trigo, milho, tubérculos, como batata inglesa, e raízes, como o inhame ou o aipim, farinhas ou ainda massas, como o macarrão.

Em todos os serviços, foi observado o consumo de carnes e/ou ovos no dia anterior à coleta de dados. Nenhum dos serviços ofereceu fígado para as crianças a partir de 6 meses na refeição salgada do dia anterior. O consumo dos produtos processados derivados de carne (embutidos, hambúrgueres, salsichas, salames, linguiças etc.) deve ser evitado devido ao fato de possuírem quantidades elevadas de gordura saturada e sódio. No lugar desses produtos, deve ser favorecido o consumo de carnes brancas, vermelhas ou ovo, que possuem proteínas de alto valor biológico, vitaminas e minerais. Somente no abrigo A houve consumo de hambúrguer no dia anterior à coleta de dados.

As crianças e os adolescentes de todos os serviços de acolhimento pesquisados consumiram frutas frescas, legumes e/ou verduras, frutas e/ou vegetais de cor alaranjada ou folhas verde-escuras nas refeições realizadas no dia anterior.

Somente dois abrigos não ofereceram bebidas adoçadas no dia anterior à coleta de dados, dando preferência a suco de fruta natural. A orientação é evitar o consumo de bebidas processadas com alta concentração de açúcar. O consumo de frutas in natura, sucos de fruta sem adição de açúcar e água deve ser estimulado.

Três abrigos ofereceram biscoitos salgados nos lanches disponibilizados aos acolhidos no dia anterior. As crianças e os adolescentes dos abrigos B e D consumiram doces e biscoitos recheados no dia anterior.

Foram avaliados ainda hábitos durante as refeições. Os resultados mostraram que, em nenhum dos serviços pesquisados, as crianças e os adolescentes possuíam o hábito de se alimentar assistindo à televisão, utilizando computador, *tablet* ou celular.

Na análise do número de refeições oferecidas, foi observado que os abrigos A e B ofereciam as seis refeições diárias aos seus acolhidos, ou seja, café da manhã, lanche da manhã, almoço, lanche da tarde, jantar e ceia. Os abrigos C, D e E ofereciam somente quatro refeições diárias — café da manhã, almoço, lanche da tarde e jantar.

Apesar de algumas práticas de consumo não saudáveis, o consumo alimentar observado, nos cinco serviços de acolhimento, foi satisfatório, mostrando um equilíbrio nas refeições oferecidas. As boas práticas alimentares e nutricionais favorecem um comportamento alimentar saudável e promovem a saúde dessa população.

É importante destacar que, mesmo com esse resultado, os serviços ressaltaram a dificuldade na oferta contínua de proteínas de origem animal de boa qualidade (carnes vermelhas, branca e ovos), pão e de frutas, legumes e verduras in natura e frescos. Tais gêneros são itens de alto custo, cujos preços variam em função da sazonalidade, da safra e do comércio exterior.

ASPECTOS SANITÁRIOS DOS SERVIÇOS DE ACOLHIMENTO

Todos os dirigentes dos abrigos e da casa lar declararam não conhecer a legislação sanitária vigente relativa a serviços de alimentação e a serviços de acolhimento.

Somente o abrigo D havia recebido visita ou orientação da Vigilância Sanitária Municipal. Os outros nunca tinham sido visitados ou orientados quanto às normas e adequações sanitárias necessárias. Em todos os casos de intervenção e solicitação de adequação às normas, estas foram realizadas pela equipe do Ministério Público do Estado do Rio de Janeiro, Comarca de Nova Iguaçu, por intermédio de seus promotores de justiça.

O Quadro 13, a seguir, apresenta os resultados da avaliação realizada com base nos critérios relativos aos serviços de alimentação das instituições de acolhimento a partir do roteiro de inspeção adaptado.

Quadro 13 – Aspectos sanitários dos serviços de alimentação dos abrigos e da casa lar

	CRITÉRIOS A SEREM OBSERVADOS	S	N	Obs.
N	O serviço possui Alvará de Localização e Funcionamento* (*Alvará de Localização e Funcionamento é um documento ou declaração que garante a autorização de funcionamento para qualquer tipo de empresa ou comércio e também para a realização de eventos.)	-	-	*
N	O serviço possui Alvará Sanitário atualizado.	-	-	*
N	O serviço dispõe de Alvará do Corpo de Bombeiros atualizado.	-	-	*
R	O serviço possui: a. Estatuto registrado	5	-	-
N	b. Contrato Social	5	-	-
N	c. Registro de Entidade Social	5	-	-
R	d. Regimento Interno	5	-	-
I	O serviço conta com livro de registro/intercorrência dos acolhidos.	5	-	-
INF	Existem serviços terceirizados (alimentação; lavanderia, serviço de remoção; outros (especificar).	-	5	-
N	Os serviços terceirizados possuem Alvará Sanitário atualizado.	-	-	NA

	CRITÉRIOS A SEREM OBSERVADOS	S	N	Obs.
I	Existe registro atualizado de cada acolhido. OBS.: verificar por amostragem a existência dos Registros/anotações sobre o acolhido.	5	-	-
N	Existem equipamentos, produtos, mobiliários e utensílios disponíveis, em quantidade suficiente, em condições de uso, compatíveis com a finalidade a que se propõem.	5	-	-
R	No caso de crianças/adolescentes, dispõem de Projeto Político-Pedagógico (PPP) * *O PPP orienta a proposta de funcionamento do serviço como um todo, no que se refere tanto ao seu funcionamento interno como seu relacionamento com a rede local, as famílias e a comunidade. Sua elaboração envolve toda a equipe do serviço, as crianças, os adolescentes e suas famílias, e deve ser avaliado e aprimorado a partir da prática do dia a dia.	5	-	-
I	Existe acompanhamento psicossocial dos acolhidos e de suas respectivas famílias com vistas à reintegração familiar.	5	-	-
I	Existe acesso a tratamento odontológico quando necessário.	5	-	-
I	Existe acesso a Rede de Saúde Mental e Atenção Psicossocial, quando necessário.	5	-	-
	VI - CONDIÇÕES OPERACIONAIS E ESTRUTURAIS	S	N	Obs.
R	O período de funcionamento do serviço é ininterrupto (24 horas).	-	5	-
N	O atendimento é personalizado e em pequenos grupos favorecendo o convívio familiar e comunitário.	4	1	-
I	O serviço oferece condições de: a. habitabilidade	5	-	-
I	b. higiene	5	-	-
I	c. salubridade	5	-	-
I	d. segurança	5	-	-
I	e. acessibilidade	5	-	-
I	Para crianças e adolescentes acolhidos em situação de violência, o serviço é desenvolvido em local sigiloso.	5	-	-

	CRITÉRIOS A SEREM OBSERVADOS	S	N	Obs.
I	Disponibiliza acesso à ambiência acolhedora e espaços reservados à manutenção da privacidade dos acolhidos assegurando a guarda de pertences pessoais.	5	-	-
I	Conta com espaço específico para acolhimento imediato e emergencial, em qualquer horário do dia ou da noite.	5	-	-
I	*Conta com meio de transporte que possibilite a realização de visitas domiciliares e reuniões com os demais atores do Sistema de Garantia de Direitos e da Rede de Serviços.*	3	2	-
R	*Acolhidos com vínculo de parentesco ou afinidade (casais, irmãos, amigos etc.) são atendidos na mesma unidade.*	3	2	-
I	São ofertados cuidados básicos como alimentação, higiene e proteção aos acolhidos.	5	-	-
I	No caso de crianças/adolescentes, são acompanhados nos serviços de saúde, escola e outros dispositivos do cotidiano.	5	-	-
I	Promove o acesso a programações culturais, de lazer, de esporte e ocupacionais internas e externas.	5	-	-
I	*Promove o acesso à rede de qualificação e requalificação profissional com vistas à inclusão produtiva.*	2	3	-
	VII - ÁGUA, SANEAMENTO BÁSICO, CONTROLE VETORES	S	N	Obs.
I	Existe disponibilidade de água potável para consumo dos acolhidos e em condição de fácil acesso.	5	-	-
I	Caixas de água, reservatórios, cisternas ou poços são revestidos de material impermeável, inócuo, de fácil limpeza, permanecendo sempre cobertos, protegidos e vedados contra contaminação de qualquer natureza, e são submetidos a limpeza e desinfecção, pelo menos uma vez por ano (verificar a partir de registros a comprovação do serviço).	4	1	-
R	Caso utilize solução alternativa de abastecimento de água, testa a potabilidade da água semestralmente mediante laudos laboratoriais.	-	-	NA
I	Dispõe de coletores públicos de esgotos.	5	-	-
I	Dispõe de fossas sépticas e absorventes no caso de não ter coletores públicos de esgotos.	-	-	NA

	CRITÉRIOS A SEREM OBSERVADOS	S	N	Obs.
R	Dispõe de certificação de controle de vetores.	-	5	-
I	Há material inflamável armazenado no interior da edificação.	5	-	-
	VIII - RESÍDUOS			Obs.
I	Lixo acondicionado em embalagens plásticas e recipientes laváveis com tampa.	-	5	-
I	Serviço de coleta pública de lixo.	5	-	-
I	Em área onde não houver coleta pública, prever sistema individual de destinação final do lixo, em fossas próprias, de acordo com as Normas Técnicas.	-	-	NA
	IX - COM RELAÇÃO À INFRAESTRUTURA FÍSICA	S	N	Obs.
	Ambientes que devem funcionar dentro da área de moradia			
N	Conta com área de serviço com espaço suficiente para acomodar utensílios e mobiliário para guardar equipamentos, objetos e produtos de limpeza e propiciar o cuidado com a higiene do abrigo, com a roupa de cama, mesa, banho e pessoal para o número de acolhidos atendidos pelo equipamento.	5	-	-
N	Conta com área externa (varanda, quintal e jardim) para uso dos acolhidos.	5	-	-
I	No caso de casa lar, conta com quarto para educador/cuidador.	1	-	-
	X - ALIMENTAÇÃO E NUTRIÇÃO	S	N	Obs.
R	*Oferece acesso à alimentação em padrões nutricionais adequados e adaptados a necessidades específicas (verificar se existe cardápio destinado a dietas especiais para os acolhidos que dela necessitam).*	1	4	-
I	Alimentos e matérias-primas com registro no Ministério da Saúde e/ou Agricultura, com prazo de validade, rótulos, embalagens adequadas (inclusive doações).	5	-	-
N	Despensa exclusiva para alimentos/armários e/ou prateleiras exclusivas, de material liso, lavável e impermeável, ventilada, iluminada, limpa, protegida contra vetores e roedores.	5	-	-
I	Alimentos armazenados sobre paletes, estrados e ou prateleiras de material liso, resistente, impermeável e lavável, respeitando-se o espaçamento mínimo necessário para garantir adequada ventilação, limpeza e, quando for o caso, desinfecção do local.	5	-	-

	CRITÉRIOS A SEREM OBSERVADOS	S	N	Obs.
I	Local adequado para armazenamento de perecíveis; geladeira e freezer com controle de temperatura (máxima, mínima e de momento), em bom estado de funcionamento, limpos.	5	-	-
I	Alimentos protegidos contra a contaminação (pó, saliva, insetos, roedores, animais domésticos etc.).	5	-	-
I	Alimentos preparados e sob refrigeração ou congelamento possuem invólucro contendo no mínimo as seguintes informações: nome do produto, data do congelamento e prazo de validade.	5	-	-
I	*Descongelamento de alimentos realizado em refrigeração.*	-	5	-
I	*Limpeza e desinfecção dos alimentos hortifrutigranjeiros com produtos/concentração/tempo adequados.*	-	5	-
I	*Alimentos pós-preparados mantidos em temperatura inferior a 5 °C ou superior a 65 °C até o momento do consumo.*	-	5	-
I	*Alimentos refrigerados ou congelados mantidos conforme especificação do fabricante. Obs. 1 - Reaquecer os alimentos acima de 74º C por dois minutos.*	-	5	-
N	*Rotina escrita para preparo de fórmulas lácteas e registro do horário de preparo.*	-	5	-
I	A água e o leite para preparo das fórmulas lácteas sofrem processo térmico e processo de conservação adequados? Obs. 1 – Aceita-se o processo térmico de fervura ou pasteurização ou outro processo, desde que validado ou comprovado cientificamente. Obs. 2 – Questionar funcionário e comparar com rotina escrita.	5	-	-
N	*Rotina escrita da limpeza e desinfecção das mamadeiras.*	-	5	-
I	Reprocessamento (limpeza e desinfecção) adequado das mamadeiras. Obs. 1 – Aceita-se o processo de esterilização ou desinfecção térmica (fervura por 30 minutos) ou desinfecção química (hipoclorito a 0,02% de cloro ativo por 60 minutos). Obs. 2 – Questionar funcionário e comparar com rotina escrita.	-	5	-
	XI - MANIPULADORES	S	N	Obs.
I	Funcionário(s) exclusivo(s) para manipulação de alimentos e higienização de equipamentos e utensílios.	1	4	-

	CRITÉRIOS A SEREM OBSERVADOS	S	N	Obs.
I	Mãos e unhas curtas, limpas e sadias.	1	4	-
I	Ausência de esmalte nas unhas, adornos aos dedos e pulsos.	1	4	-
I	Manipuladores utilizam equipamento de proteção individual completo (proteção para o cabelo, avental ou jaleco e sapatos fechados).	2	3	-
XII - EQUIPAMENTOS E INSTALAÇÕES DA COZINHA		S	N	Obs.
Móveis, utensílios e equipamentos				
N	Utensílios, móveis e equipamentos utilizados na higienização próprios para a atividade, conservados, limpos, disponíveis, em número suficiente e guardados em local reservado para essa finalidade.	5	-	-
N	Superfícies lisas, laváveis, impermeáveis.	5	-	-
Instalações para lavagem e desinfecção				Obs.
N	Existência e uso adequado de produtos de limpeza (detergente, panos etc.). Obs. – Panos de prato podem ser lavados na pia da cozinha, porém nunca no tanque com outras roupas.	5	-	-
I	*Ausência de focos de insalubridade (objetos em desuso, animais, resíduos etc.).*	4	1	-
N	Dimensão adequada com o número de refeições elaboradas, número de manipuladores e equipamentos.	5	-	-
I	*Piso, teto e paredes com revestimento liso, impermeável e lavável, em bom estado de conservação (livre de trincas, rachaduras, infiltração, goteiras, vazamentos, bolores, descascamentos e outros).*	4	1	-
N	*Paredes íntegras, claras, limpas, lisas e laváveis.*	4	1	-
N	*Porta telada com fechamento automático, quando comunicar diretamente com área externa da edificação.*	-	5	-
N	*Janelas com vidros íntegros, limpos.*	4	1	-
I	*Presença de tela milimétrica nas aberturas (limpas e removíveis).*	1	4	-
N	Iluminação natural e artificial adequadas.	5	-	-

	CRITÉRIOS A SEREM OBSERVADOS	S	N	Obs.
N	Ventilação natural garantindo a renovação do ar e a manutenção do ambiente, livre de fungos, gases, fumaça, pós, partículas em suspensão, condensação de vapores, dentre outros, que possam comprometer a qualidade higiênico-sanitária do alimento.	5	-	-
I	Limpeza e desinfecção diária de móveis, maquinários, utensílios e instalações.	5	-	-
I	*Rotinas escritas dos processos de higienização, limpeza e descontaminação de ambientes, panos de prato, utensílios e equipamentos e/ou acessórios.*	-	5	-
I	*Local exclusivo para higienização das mãos dos funcionários, provido de sabão líquido desinfetante, papel toalha e lixeira com tampa.*	-	5	-
I	*Escovinha para higiene das unhas, individualizadas, de plástico, desinfetadas e mantidas secas.*	-	5	-
I	*Rotina escrita para higienização das mãos, junto ao lavatório.*	-	5	-
I	*Coletores dos resíduos de fácil higienização e limpeza e dotados de tampa*	-	5	-
	XIII - REFEITÓRIO	S	N	Obs.
I	Dispõe de sala de jantar /copa com espaço suficiente para acomodar o número de acolhidos atendidos pelo equipamento e os cuidadores/educadores.	5	-	-
N	Mobiliário liso, lavável e impermeável, em bom estado de conservação, compatível com o número de usuários.	5	-	-
N	Piso de material antiderrapante, impermeável, de fácil limpeza e higienização.	-	5	-
N	Paredes e forro liso, de fácil limpeza, em bom estado de conservação.	5	-	-
N	Iluminação e ventilação natural e/ou artificial adequadas.	5	-	-
I	*Lavatório para higienização das mãos, provido de sabão líquido, papel toalha e lixeira sem tampa para o descarte do papel toalha.*	-	5	-
	XIV- INSTALAÇÕES SANITÁRIAS	S	N	Obs.
N	*Os funcionários deverão dispor de instalações sanitárias em separado dos moradores.*	*1*	*4*	*-*

	CRITÉRIOS A SEREM OBSERVADOS	S	N	Obs.
R	Preferencialmente separada por sexo.	-	5	-
I	Barra de apoio (vaso sanitário e chuveiro).	-	5	-
I	Vaso sanitário sifonado bem fixado.	5	-	-
N	Assento com tampa.	5	-	-
N	Peças reduzidas ou adaptadas ao tamanho das crianças.	1	4	-
N	Sanitários próximos aos quartos das crianças.	5	-	-
N	Trocador em uma instalação sanitária (anexo ao quarto dos pequenos)	5	-	-
I	Descarga em funcionamento.	5	-	-
I	Papel higiênico.	5	-	-
I	Coletor para lixo com tampa e saco plástico.	5	-	-
I	Vaso sanitário: proporção mínima 1/6 moradores.	5	-	-
I	Chuveiro e lavatório: no mínimo 1/12 moradores.	5	-	-
N	Porta que abra para fora.	5	-	-
I	Piso antiderrapante.	5	-	-
N	Portas com vão mínimo de 0,80 m.	5	-	-
N	Cadeira própria para banho.	-	5	-
N	Instalações sanitárias para deficientes físicos, de acordo com as normas da ABNT (NBR 9050).	1	4	-

NA – não se aplica/ S – sim, cumpre os critérios. / N – não cumpre os critérios.

* O documento não foi disponibilizado.

Fonte: roteiro de inspeção

Segue a apresentação dos itens I, N ou R, que não foram atendidos pelos serviços.

Condições operacionais e estruturais

Todos os serviços pesquisados, em casos de urgências, acolhem crianças e adolescentes encaminhados pelo Conselho Tutelar ou Tribunal de Justiça no período de 24 horas.

Somente os abrigos D e E constroem as regras de convivência e de gestão de maneira participativa e coletiva, com a participação dos acolhidos e dos educadores. Essa estratégia fortalece a autonomia dos acolhidos.

Nem todos os serviços dispõem de veículo para a realização de visitas domiciliares, reuniões e transporte dos acolhidos para escola, eventos culturais e atendimentos de saúde.

Em função da reorganização dos serviços de acolhimento conveniados na Semas, somente quatro abrigos recebem grupos de irmãos. Um dos abrigos tem como perfil de acolhido somente meninos de 6 a 12 anos, e o outro, adolescentes do sexo feminino grávidas e grupos de irmãos excepcionalmente (com meninos somente até os 12 anos de idade).

Dois abrigos que atendem adolescentes promovem o acesso de seus acolhidos à rede de qualificação e requalificação profissional. Nos outros serviços, a inclusão produtiva, por meio da participação de cursos de qualificação e profissionalizantes, é muito incipiente.

Água, saneamento básico e controle de vetores

Em todos os serviços avaliados, os recipientes de gás (botijões) para uso doméstico encontravam-se dentro das cozinhas. Os botijões devem ser armazenados sempre em locais ventilados, para facilitar a dispersão do gás em casos de vazamento. Nunca devem ser colocados em compartimentos fechados (armários, gabinetes, vãos de escada, porões etc.); próximo a tomadas, interruptores e instalações elétricas (mantenha distância mínima de 1,50 m); próximo a ralos ou grelhas de escoamento de água (mantenha distância mínima de 1,50 m). Por ser mais pesado que o ar, o gás pode depositar-se nesses locais. Assim, qualquer chama ou faísca poderá provocar um acidente. De preferência, o botijão deve ficar do lado de fora da cozinha em local arejado, coberto e protegido das intempéries.

Resíduos

Em nenhum dos serviços pesquisados foram encontrados todos os recipientes para acondicionamento de lixo com tampas. Havia recipientes com tampa, mas a maioria deles não apresentou o item.

Alimentação e nutrição

Somente um dos abrigos possuía uma nutricionista voluntária. Por não fazer parte da equipe mínima de serviços de acolhimento e pelas difíceis condições financeiras e de sustentabilidade encontradas em todos os serviços, foi relatada a dificuldade em conseguir recursos para a contratação desse profissional. Sendo assim, as atividades privativas do nutricionista, como a elaboração dos cardápios, de dietas especiais e o acompanhamento nutricional dos acolhidos não eram realizados por nutricionista. Na maioria dos serviços, os cardápios eram elaborados por outros profissionais (dirigentes, funcionários administrativos ou os próprios cozinheiros).

Rotinas de descongelamento de alimentos, limpeza e desinfecção de alimentos hortifrutigranjeiros, utensílios e equipamentos e manutenção das temperaturas adequadas na pré e pós-preparação das refeições não são conhecidas pelas equipes dos serviços pesquisados.

Por esse motivo, também as medidas de segurança alimentar e sanitária não são executadas, oferecendo risco de contaminação de alimentos e expondo acolhidos e equipes à ocorrência de doenças de origem alimentar.

Instalações para lavagem e desinfecção

Nos aspectos sanitários relativos à infraestrutura das instalações para lavagem e desinfecção, o abrigo B apresentou focos de insalubridade e janelas com vidros quebrados. Somente o abrigo D apresentou telas milimétricas nas janelas da cozinha. Nenhum dos serviços possuía porta telada com fechamento automático nos espaços com comunicação direta com áreas externas.

Nenhum dos serviços apresentou rotinas de higienização, limpeza e descontaminação de ambientes, panos de prato, utensílios e equipamentos, escritas e expostas em locais visíveis.

Também não havia rotina escrita nem local exclusivo para higienização das mãos dos funcionários, assim como não havia sabonete líquido, papel-toalha e escovinha para higiene das unhas. Nessas áreas, não havia coletores de resíduos dotados de tampa.

Refeitório

Nenhum dos refeitórios dos serviços pesquisados possuía piso com material antiderrapante nem lavatório para higienização das mãos.

Instalações sanitárias

Somente o abrigo E possuía instalações sanitárias em separado para os funcionários, porém sem separação por sexo. Em relação às peças reduzidas ou adaptadas ao tamanho das crianças e às instalações sanitárias para deficientes físicos, somente o abrigo B apresentou tais instalações. Nenhum dos serviços pesquisados possuía cadeira própria para banho.

A Tabela 10 apresenta o percentual de atendimento dos critérios I, N e R por serviço de acolhimento.

Os critérios Imprescindíveis (I) são aqueles que podem influenciar, em grau crítico, a qualidade dos serviços prestados e na saúde dos acolhidos. Os critérios assim considerados compõem um conjunto de exigências legais contidas em resoluções, portarias federais, estaduais e municipais, sendo imprescindível seu cumprimento. Na maioria dos critérios, os serviços atenderam a mais de 50% dos itens I. Somente nos critérios relativos a manipuladores e instalações para lavagem e desinfecção, o percentual de atendimento foi menor que 50%, chegando a 12,5% e zero em alguns itens. Esse resultado demonstra o não cumprimento da legislação sanitária pelos serviços pesquisados.

Os critérios Necessários (N) são aqueles que podem influenciar, em grau menos crítico, a qualidade dos serviços prestados e na saúde dos acolhidos. Eles possibilitam verificar as condições necessárias para melhoria dos serviços. Os serviços atenderam a mais de 50% dos itens N. Somente nos critérios relativos à alimentação e nutrição o percentual de atendimento foi menor que 50%, chegando a 33,3% em alguns itens.

Os critérios Recomendáveis (R) são aqueles que podem influenciar, em grau não crítico, a qualidade dos serviços prestados e na saúde dos acolhidos. O atendimento a esses itens foi bem heterogêneo, mostrando serviços com 100% de atendimento e serviços com 33,3% e até mesmo zero em alguns itens.

Tabela 10 – Atendimento dos critérios sanitários por serviço de acolhimento

CRITÉRIOS	Abrigo A	Abrigo B	Abrigo C	Abrigo D	Abrigo E
	%	%	%	%	%
Alvará, licenças e documentação					
I (n = 5)	100	100	100	100	100
N (n = 7)	57	57	57	57	57
R (n = 3)	100	100	100	100	100
Condições operacionais e estruturais					
I (n = 13)	84,6	92,3	92,3	100	92,3
N (n = 1)	100	100	100	100	100
R (n = 3)	33,3	33,3	0	66,6	66,6
Água, saneamento básico, controle vetores					
I (n = 4)	75	50	75	75	75
N	-	-	-	-	-
R (n = 1)	0	0	0	0	0
Resíduos					
I (n = 2)	50	50	50	50	50
N	-	-	-	-	-
R	-	-	-	-	-
Infraestrutura física					
I (n = 1)	NA	NA	NA	NA	100
N (n = 2)	100	100	100	100	100
R	-	-	-	-	-
Alimentação e Nutrição					
I (n = 11)	54,5	54,5	54,5	54,5	54,5
N (n = 3)	33,3	33,3	33,3	33,3	33,3
R (n = 1)	0	100	0	0	0
Manipuladores					
I (n = 4)	0	25	100	0	0
N	-	-	-	-	-
R	-	-	-	-	-

CRITÉRIOS	Abrigo A	Abrigo B	Abrigo C	Abrigo D	Abrigo E
Móveis, utensílios e equipamentos					
I	-	-	-	-	-
N (n = 2)	100	100	100	100	100
R	-	-	-	-	-
Instalações para lavagem e desinfecção					
I (n = 8)	37,5	12,5	37,5	50	37,5
N (n = 7)	85,7	57,1	85,7	85,7	85,7
R	-	-	-	-	-
Refeitório					
I (n = 2)	50	50	50	50	50
N (n = 4)	75	75	75	75	75
R	-	-	-	-	-
Instalações sanitárias					
I (n = 8)	87,5	87,5	87,5	87,5	87,5
N (n = 9)	55,5	66,6	55,5	55,5	66,6
R (n = 1)	100	0	0	0	0

* NA – não se aplica; n – número de critérios; I – Imprescindíveis/ N – Necessários/ R – Recomendáveis
Fonte: roteiro de inspeção sanitária

DISCUSSÃO

O acolhimento institucional de crianças e adolescentes com vínculos familiares rompidos ou fragilizados deve proporcionar condições especiais para o bem-estar, o desenvolvimento e, principalmente, o fortalecimento dos vínculos familiares e/ou comunitários. Para isso, os educadores/cuidadores têm um papel importante, o que reivindica uma profissionalização da área e uma política de recursos humanos que abranja capacitação permanente, incentivos e valorização, incluindo remuneração adequada (SILVA, 2004). A formação continuada da equipe deve trazer uma consciência social em favor dessa população, atentando que o trabalho institucional repercute diretamente no desenvolvimento de crianças e adolescentes abrigados (YUNES;

MIRANDA; CUELLO, 2004). Botelho, Leite e Moraes (2015) destacaram que os profissionais de serviços de acolhimento deveriam conhecer as etapas do desenvolvimento da criança e do adolescente, suas peculiaridades, seus desafios e os comportamentos típicos dos jovens, especialmente dos que são vítimas de abandono e violência. Além disso, é imprescindível que eles sejam esclarecidos quanto ao Suas, ao PNCFC e ao ECA.

A prevalência de mulheres em atividades de cuidado e ensino, nos primeiros anos de vida, foi observada nos trabalhos publicados pela Unesco (2004) e pelo IBGE (2015), os quais mostraram que, em uma população de quase 5 mil professores de diferentes níveis de ensino, 81,33% eram mulheres. Esses resultados reforçaram a impressão de que, especialmente nas séries iniciais do ensino básico e em instituições voltadas à primeira infância, ocorre o fenômeno da "feminização do magistério", resultado do processo histórico de ampliação do número de instituições escolares, a partir do final do século XIX, e migração dos homens para atividades mais bem remuneradas em outros setores da economia (IBGE, 2016; UNESCO, 2004).

O documento *Orientações técnicas: serviços de acolhimento para crianças e adolescentes* (BRASIL, 2009a) apresenta parâmetros mínimos para a seleção, a capacitação e a formação continuada dos "educadores de abrigo". Entre os pontos discutidos, o documento definiu que o investimento na educação permanente dos profissionais, especialmente no que se refere ao aperfeiçoamento das habilidades e competências para o cuidado nos três primeiros anos de vida do indivíduo, é parte do processo de gestão do trabalho dos serviços de acolhimento.

Em sua pesquisa, Cavalcante e Corrêa (2012) verificaram que, de 102 educadores pesquisados, 63,7% declararam ter participado de cursos de capacitação nos últimos dois anos, e 36,3% informaram não ter participado de nenhuma atividade de atualização no mesmo período. Os resultados encontrados por esses autores sugeriram que havia a preocupação entre os educadores com a formação continuada e a necessidade de buscar melhorar sua capacitação profissional.

Para viabilizar a execução do presente livro, inicialmente foi realizada uma capacitação das equipes das instituições de acolhimento. Os resultados apurados nos questionários mostraram que 26% dos participantes nunca tinham recebido algum treinamento ou alguma capacitação para os cargos que exercem. Dos que foram treinados ou capacitados, 38% haviam recebido treinamento nos últimos dois anos, e 33%, havia mais de dois anos. Um estudo em Belém revelou que 54,9% dos cuidadores expressaram satisfação com o trabalho e as condições apresentadas pela instituição, com o maior percentual de satisfação entre os educadores com mais de 30 anos. Os educadores que demonstraram insatisfação (45,1%) atribuíram o fato a problemas, como falta de respeito e de apoio institucional (CAVALCANTE; CORRÊA, 2012).

Nos dados mostrados neste livro, a maioria dos participantes expressou a necessidade de aperfeiçoamento contínuo, a busca por humanização no trabalho e o favorecimento à socialização dos acolhidos com a família de origem e com a comunidade. Os participantes demonstraram insatisfação quanto aos casos de alta carga de trabalho, falta de reconhecimento profissional e atraso no pagamento de salários. Outro estudo também revelou deficiências nos indicadores de qualidade dos abrigos de uma cidade do estado de São Paulo, entre elas: a baixa frequência de discussão das propostas das instituições com os funcionários; os critérios de seleção de funcionários; o papel de liderança desempenhado pelos coordenadores das entidades; a alta rotatividade de profissionais; a falta de treinamento em relação ao ECA; os conflitos na relação entre os funcionários; a inexistência de atividades de profissionalização dos adolescentes; a impossibilidade de uso de objetos pessoais trazidos pelas crianças e pelos adolescentes de sua casa; o registro das atividades realizadas nas instituições (fotos); a política de não desmembramento de grupos de irmãos; se a entidade evita, sempre que possível, a transferência de abrigados para outras entidades; a existência de programas de formação continuada para os funcionários e as ações do abrigo em relação à preservação dos vínculos familiares e integração em família substituta. Os autores ressaltaram que essas deficiências se configuram em fatores de risco importantes para o desenvolvimento de crianças e adolescentes abrigados (SALINA-BRANDÃO; WILLIAMS, 2009).

Em relação à natureza dos serviços, eram quatro abrigos institucionais e uma casa lar. Quatro eram de natureza privada, e um de natureza pública municipal. O número de abrigos no Brasil aumentou significativamente em 10 anos, visto que, em 2003, eram 589 (SILVA, 2004), com 49,1% localizados na Região Sudeste e 7,6% no estado do Rio de Janeiro. Segundo dados do Instituto de Pesquisa Econômica Aplicada (Ipea), 68,3% dos serviços de acolhimento do Brasil eram de natureza privada, e 21,7% eram públicos municipais. Na Região Sudeste, 79,9% dos serviços tinham natureza privada, 17% de natureza pública municipal, e 1% de natureza pública estadual. Segundo o Levantamento Nacional das Crianças e dos Adolescentes em Serviço de

Acolhimento, realizado em 2013 (ASSIS; FARIAS, 2013), havia 2.624 serviços de acolhimento institucional, dos quais 54% (n= 1419) na Região Sudeste e 8,9% (n =234) no Estado do Rio de Janeiro. Dos 1.419 serviços da Região Sudeste, 68,8% foram classificados como abrigo institucional e 12,8% como casa lar. Em relação à natureza institucional dos serviços do estado do Rio de Janeiro, 69,6% eram privados, e 30,4%, públicos.

Os resultados obtidos neste livro apontaram que a capacidade de atendimento das instituições foi bem variada: um abrigo com capacidade para até 14 crianças, dois abrigos com capacidade para até 15 crianças e adolescentes, um com capacidade para até 20 crianças e um com capacidade para até 30 crianças e adolescentes. Os motivos do acolhimento não foram pesquisados. Em Minas Gerais, uma pesquisa, com todas as instituições que prestavam serviço de acolhimento, mostrou que mais da metade dos abrigos possuíam capacidade máxima para até 15 crianças. Porém, no estado, ainda existiam instituições de grande porte, algumas com vagas para mais de 100 crianças. Os quatro principais motivos que levaram as crianças ao acolhimento institucional foram: negligência, abandono, maus-tratos e alcoolismo dos pais ou responsáveis. Apenas esses quatro representaram 58,28% da frequência total dos primeiros motivos de encaminhamento em Minas Gerais (FERREIRA, 2014).

Por outro lado, Silva (2004) verificou que, apesar de ter sido encontrada no Brasil a proporção significativa de 4,1% dos abrigos com uma quantidade de crianças e adolescentes superior a 100 (24 abrigos), mais da metade (56,7%) obedeciam à recomendação do atendimento em pequenos grupos, pois 23,1% atendiam, no período de realização do levantamento, de duas a 12 crianças e adolescentes, e 33,6% atendiam entre 13 e 25 acolhidos.

Um dado relevante mostrou que a comparação entre os dados apresentados pela pesquisa do Ipea/Conanda, em 2003 (SILVA, 2004), e os dados do Levantamento Nacional de 2013 (ASSIS; FARIAS, 2013) revelou que, no intervalo entre as duas pesquisas, houve um avanço significativo no que tange ao atendimento personalizado e em pequenos grupos. Nos dois levantamentos, assim como no presente livro, foi confirmada a ampla presença de mulheres ocupando a direção das unidades, com 69,7% na pesquisa de 2013 e 64% no levantamento de 2003, variando entre 80% no Norte e 52,9% no Sudeste (SILVA, 2004). Dessa forma, pode-se inferir que as práticas de cuidado, em especial, as direcionadas a crianças e adolescentes, ainda são consideradas uma questão feminina, como já comentado. Além disso, o documento *Orientações Técnicas* (BRASIL, 2009a) estabeleceu a formação e escolaridade da equipe mínima dos serviços de acolhimento. A quantidade de profissionais deve ser aumentada na mesma proporção do educador/cuidador, quando houver crianças/adolescentes com deficiência, necessidades específicas de saúde ou idade inferior a um ano.

Todos os serviços avaliados nesta pesquisa contavam com profissionais que compunham a equipe profissional mínima. Os dirigentes dos serviços e os profissionais da equipe técnica apresentaram formação de nível superior. Entre os educadores, alguns apresentaram nível médio, e outros, nível fundamental. Já no trabalho de Salina-Brandão e Williams (2009), todos os abrigos possuíam coordenador, e, em alguns abrigos, os coordenadores exerciam dupla função e possuíam nível superior de escolaridade, com idade média de 37,8 anos. Esse perfil também foi observado no estudo de Cavalcante e Corrêa (2012), em que a maioria da equipe apresentava formação acadêmica de nível superior (55,9%) ou declarava ter concluído o ensino médio (43,2%). Entre as que apresentavam formação de nível superior, 53,8% das educadoras eram pedagogas ou cursavam alguma licenciatura (Educação Artística, História, Educação Física e Música), categoria representada por 26,9% dos avaliados. Os demais haviam concluído cursos ligados a outras áreas ou não forneceram informação clara a respeito. A maior parte da equipe estava habilitada ao trabalho na área educacional, o que viabilizou a realização de um trabalho de natureza educativa com crianças. Ainda segundo esses autores, quase 20% declararam ter formação em áreas como Nutrição, Psicologia e Serviço Social. As educadoras graduadas ressaltaram não estar no exercício direto da profissão, uma vez que, no interior da instituição, estavam encarregadas de atividades outras, distanciadas da sua formação acadêmica.

Com relação ao número de crianças atendidas por técnico, foi demonstrado que, na presente pesquisa, havia uma média de 10 crianças ou adolescentes para cada educador por turno nos abrigos pesquisados. Esses resultados corroboram os dados do levantamento de 2003, em que o maior valor foi encontrado na Região Sudeste (7,7) e o menor na Região Norte (4,1).

Em relação ao perfil sociodemográfico, Weber (2003) considera que a criança institucionalizada é o protótipo dos resultados devastadores da ausência de uma vinculação afetiva estável e constantes prejuízos causados por um ambiente empobrecido e apreensivo ao desenvolvimento infantil. É importante ressaltar o aumento de crianças e adolescentes acolhidos institucionalmente no país, assim como o crescimento do número de serviços de acolhimento (IANNELLI; ASSIS; PINTO, 2015). Em 2013, a Região Sudeste apresentou o maior número de meninos e meninas acolhidos (21.790), assim como foi a região com maior percentual da população brasileira (42%) (IBGE, 2010). O estado de São Paulo continha o maior número de acolhidos, totalizando 13.144. Minas Gerais dispunha 4.308 acolhidos, e o Rio de Janeiro, 3.202 acolhidos. As Regiões Sudeste e Sul possuíam as maiores proporções de crianças e adolescentes acolhidos, correspondendo a 81,3% (ASSIS; FARIAS, 2013).

Nos quatro abrigos institucionais e na casa lar pesquisados na presente pesquisa, havia 67 crianças e adolescentes acolhidos, sendo 29 do sexo masculino e 38 do sexo feminino. A idade média das meninas acolhidas (incluindo as jovens com necessidades especiais) foi de 11 anos. Do total de acolhidos, 34 eram adolescentes ou jovens, com idade igual ou maior a 10 anos (50,7%). Os resultados deste livro e do Censo MCA 2016 foram similares com relação ao gênero e à idade dos acolhidos. Além disso, cerca de 50% dos acolhidos estavam sem visitação familiar havia mais de dois meses, e, em um dos serviços, nenhum acolhido recebia visitação familiar (informação verbal). Essa fato reflete diretamente no estado emocional e comportamental dos acolhidos, com relatos de agressividade e depressão, que comprometem seu pleno desenvolvimento (SIQUEIRA; DELL'AGLIO, 2006).

O tempo de institucionalização de alguns dos acolhidos avaliados foi maior que o período de dois anos, preconizado pelo ECA, entretanto 61,2% estavam acolhidos num período de até um ano. O mesmo foi verificado em um abrigo estadual do Ceará, em que 59,1% da amostra eram do sexo masculino, na faixa etária de 2 a 6 anos (56,8%), e com tempo de institucionalização superior a um ano em 72,7% da amostra (CHAVES *et al.*, 2013). No Rio de Janeiro, entre os 1.988 acolhidos, 22,8% apresentaram tempo de institucionalização de mais de três anos, assim como em Nova Iguaçu, onde 17,7% estavam institucionalizados havia mais de três anos (MPRJ, 2016).

Segundo dados do 16º Censo MCA, o município de Nova Iguaçu possuía 96 crianças e adolescentes acolhidos em dezembro de 2015, sendo 55 meninos e 41 meninas. Desses, oito estavam aptos à adoção, e um não apresentava registro civil de nascimento. Uma vez caracterizado o abandono, ocorre a destituição do poder familiar e o encaminhamento para adoção. A adoção de crianças com idade maior que 2 anos é chamada de adoção tardia. Segundo Weber (2009), apenas 14,7% das crianças maiores de 2 anos experimentam a adoção tardia. Tal fato se deve à preferência dos candidatos à adoção por bebês, geralmente do sexo feminino e de cor branca. Aliado a isso, muitos adotantes gostariam de vivenciar e acompanhar as fases iniciais do desenvolvimento da criança, além do temor de não saber lidar com hábitos e comportamentos já formados, em crianças maiores de 2 anos e que diferem de seus padrões educativos. A história da vida anterior, repleta de rejeição, abandono, dor e solidão, dificulta a adoção de crianças com mais idade (BAUMKARTEN; BUSNELLO; TATSCH, 2013; SOUZA; CASANOVA, 2011; WEBER, 2011).

Esses resultados evidenciaram que, em muitos casos, alguns indivíduos passam toda sua infância e adolescência em serviços de acolhimento. Esses fatos sinalizam falhas nas diferentes instituições envolvidas na regulamentação e no controle desse processo. Luvizaro e Galheigo (2011) também indicam falhas na rede de assistência, como a ausência de articulação no sentido de prover atenção intersetorial e garantir a permanência da criança e do adolescente com a família de origem. A alta circularidade dos acolhidos — por violação das regras institucionais, por idade limite de permanência nos serviços de acolhimento, ou por decisões judiciais — também contribui para a ruptura ou descontinuidade do cuidado protetivo e a não resolutividade de um trabalho de refiliação social. Isso impacta de forma prejudicial a criação de laços, o processo de educação social e a garantia de seus direitos fundamentais (BOTELHO; MORAES; LEITE, 2015).

Há, portanto, um longo caminho para a efetivação da reorganização institucional proposta para o acolhimento institucional, permeado pelo abandono familiar e por dificuldades e entraves encontrados no processo de adoção. É de extrema necessidade uma maior discussão a respeito desse tema por parte dos envolvidos, com a finalidade de oferecer um ambiente familiar saudável, que favoreça o desenvolvimento de crianças ou adolescentes que, por algum motivo, foram afastados de suas famílias biológicas (BAUMKARTEN; BUSNELLO; TATSCH, 2013; SOUZA; MIRANDA, 2007).

Outro fator relevante é a relação do tempo de institucionalização em relação à cor da pele dos abrigados, em que demonstramos uma predominância marcante de indivíduos com cor da pele parda ou negra (94%). De fato, Kosminsky (2012) e Rizini e Rizini (2004) constataram que a maioria das crianças em acolhimento institucional era de descendência africana. Segundo os autores, as crianças negras pertenciam às camadas mais carentes da população nacional, compondo o maior contingente de crianças abandonadas das grandes cidades brasileiras. "Embora as pesquisas raramente abordem as características étnicas da população internada, os resultados sugerem que apenas uma minoria poderia ser incluída na categoria branca" (RIZZINI; RIZZINI, 2004; KOSMINSKY, 2012 p.23).

Os dados coletados relativos à escolaridade indicaram que, aproximadamente, 30% dos acolhidos não estudavam, estando, desse modo, excluídos da educação formal. Os motivos relatados para tal condição foram a mudança de serviço de acolhimento e o afastamento da família biológica e do domicílio de origem. Muitas vezes, o afastamento ocorria durante o período escolar, forçando as crianças e os adolescentes a esperarem pelo próximo semestre para a transferência de unidade escolar e início ou continuação do processo de aprendizagem. Os dados, no Rio de Janeiro, são alarmantes, pois, de acordo com o senso MCA 2016, 39,08% das crianças e dos adolescentes acolhidos não estudavam. Desses, 43,76% estavam na faixa etária entre 7 e 18 anos (MPRJ, 2016).

Crianças e adolescentes acolhidos são expostos a mecanismos produtores de desigualdades, que os conduzem a exclusões e à privação de uma educação formal de qualidade que lhes ofereça reais condições de aprendizagem e desenvolvimento. O início do processo de aprendizagem em idade já avançada, a condição de vida dos acolhidos e sua família, a falta de recursos materiais, a carência de redes sociais de apoio, dentre outros, produzem violência doméstica, fuga de casa, mudança de cidade e, muitas vezes, vivência como pessoas em situação de rua. Aliado a isso, as dificuldades de aprendizagem relatadas e vividas pelas crianças e pelos adolescentes oriundos de serviços de acolhimento salientam a necessidade de se refletir quanto ao duplo processo de abandono sofrido por eles: primeiro, com a própria família e, seguidamente, no âmbito escolar (MIRANDA; RODRIGUES, 2014).

Na presente pesquisa, as equipes técnicas relataram dificuldades em matricular crianças e adolescentes oriundos dos serviços de acolhimento nas escolas do município. Entre os já inseridos no ambiente escolar, foram relatadas inúmeras queixas relativas ao preconceito enfrentado pelos acolhidos dentro das escolas (*bullying*). Em alguns casos, o peso do estigma de "morar" em um abrigo ou casa lar levava-os à exclusão de atividades e à imposição dos rótulos de "problemáticos" e de serem "as crianças do abrigo", por parte de diretores, professores, supervisores e pelos outros alunos.

Apesar de o ECA orientar que os acolhidos sejam abrigados em serviços que favoreçam a preservação dos vínculos familiares e comunitários, próximos aos municípios de origem, a mudança de abrigo ou casa lar pode ocorrer em função da mudança de faixa etária, da necessidade de afastamento da família biológica, como medida protetiva ou pela não adaptação da criança ou do adolescente ao serviço ou grupo de acolhidos.

A presença de deficiência física, deficiência mental leve, deficiência auditiva e DST foi observada em quatro acolhidos. Os perfis dos acolhidos com essas doenças pode sugerir relação entre o motivo de acolhimento, o tempo de institucionalização e a dificuldade de adoção desses abrigados: dois adolescentes do sexo masculino, de cor negra, com tempo de acolhimento de 1,6 anos e 17,4 anos, respectivamente, apresentaram deficiência física, deficiência auditiva e soropositividade para HIV; e duas jovens adultas, do sexo feminino, sob tutela dos serviços, apresentaram deficiência mental leve.

Outro aspecto de extrema relevância para os acolhidos é a questão nutricional, essencial para o desenvolvimento físico e psicológico de crianças e adolescentes. A análise do perfil antropométrico também foi incluída na presente investigação. A avaliação da relação peso/idade de crianças menores de 5 anos mostrou que tanto meninos como meninas apresentaram peso adequado para idade, encontrando-se na faixa de normalidade nutricional. Apesar desses resultados, ressalta-se que o índice peso/idade não diferencia o comprometimento nutricional atual ou agudo dos pregressos ou crônicos, pois reflete a situação da criança no momento da avaliação. As interpretações dos índices peso/estatura e IMC/idade são fundamentais para o diagnóstico nutricional nessa faixa etária (BRASIL, 2011). Chaves et al. (2013) analisaram 44 crianças abrigadas, na faixa etária de 0 a 6 anos. A avaliação do índice peso/idade mostrou que a maioria (61,4%) estava na faixa de normalidade nutricional, seguida pelas crianças que estavam com peso baixo (20,4%). Apenas 4,5% das crianças foram classificadas como de peso muito baixo, e 2,3% foram incluídas na faixa de sobrepeso.

Conforme verificado, por meio da análise do índice antropométrico peso/estatura, no grupo de meninos menores de 5 anos, o risco de sobrepeso estava presente na grande maioria dos acolhidos nessa faixa etária (acima de 80%). O índice IMC/idade classificou 66,7% dos acolhidos com risco de sobrepeso e 33,3% com sobrepeso; o mesmo ocorreu com as duas meninas menores de 5 anos. O diagnóstico nutricional de meninos e meninas menores de 5 anos indicou que a maioria estava com risco de sobrepeso ou sobrepeso.

Entretanto, na avaliação estatural, a partir do índice estatura/idade, 83,3% dos meninos e 50% das meninas estavam com estatura adequada para idade. Os resultados do índice estatura/idade indicam a evolução do crescimento linear da criança e o efeito cumulativo de situações que podem prejudicar seu crescimento, como desnutrição energética proteica pregressa. Por outro lado, um estudo realizado no período de março a abril de 2011, no estado do Ceará, obteve resultados diferentes, em que as crianças apresentaram normalidade nutricional e normalidade estatural. Segundo os autores, tais resultados sugeriram que o ambiente institucional ofereceu condições propícias para o crescimento das crianças, mediante a oferta de dieta balanceada e completa em nutrientes (CHAVES *et al.*, 2013).

A avaliação da relação peso/idade de crianças com idade entre 5 e 10 anos mostrou que os acolhidos se encontravam na faixa de normalidade nutricional, assim como estatura adequada para idade. O índice IMC/idade classificou 66,7% dos meninos eutróficos, porém 22,2% com sobrepeso. Entre as meninas, 87,5% estavam eutróficas, e 12,5%, com sobrepeso. O mesmo não ocorreu em São Paulo e no Rio grande do Sul, onde um estudo transversal para avaliar a associação entre insegurança alimentar e excesso de peso em 847 escolas mostrou prevalências de excesso de peso de 38,1% (VICENZI *et al.*, 2015). Essa é uma questão não só brasileira. A prevalência de sobrepeso e obesidade em países desenvolvidos é alarmante: atinge 31,8% das crianças e dos adolescentes. Nos EUA, apesar dos contínuos esforços para reduzir esses problemas de saúde pública, as taxas têm se mantido estáveis na última década (OGDEN *et al.*, 2014).

A coleta de dados, como o peso ao nascer e no momento do acolhimento institucional, possibilitaria um acompanhamento do estado nutricional dos acolhidos e a execução de intervenções de saúde que melhorariam o quadro apresentado e, consequentemente, a saúde e a qualidade de vida desses indivíduos. Destaca-se nesse contexto o papel do nutricionista na avaliação e orientação nutricional. Além disso, registros corretos e sistemáticos de ocorrências de saúde na Caderneta de Saúde da Criança permitem o monitoramento nutricional pregresso e atualizado de crianças e adolescentes em medida de acolhimento.

Em função de fatores como a grande transitoriedade e a movimentação das crianças entre os abrigos e fora dele, consideramos que a amostra de 67 acolhidos foi pequena e seria necessário um tempo maior de coleta de dados com vistas a aumentar o número amostral. Outro ponto deficiente foi a não inclusão dos perímetros, como o perímetro de pescoço na avaliação antropométrica. A inclusão desses índices antropométricos poderia inferir com mais acurácia sobre o estado de saúde das crianças e dos adolescentes avaliados.

A alimentação é um direito social reconhecido recentemente por meio da Emenda Constitucional n.º 64, de 2010 (BRASIL, 2010; LIMA, 2013). Diante da incorporação do direito à alimentação como um direito social na Constituição Federal de 1988 e da exigência histórica de apoio nutricional em instituições de atendimento a crianças e adolescentes, a figura do nutricionista, como membro efetivo ou assessor das equipes de trabalho, não está prevista na legislação.

No presente livro, somente um abrigo possuía nutricionista voluntária em sua equipe, que elaborava os cardápios. Nos outros abrigos, dois apresentaram o cardápio semanal exposto no mural da cozinha, elaborados por membros da equipe que não eram nutricionistas. O fornecimento dos gêneros alimentícios era realizado por meio de doações de pessoas físicas, algumas empresas, pelo Sesc e pela Prefeitura do Município de Nova Iguaçu.

Atividades importantes, como a participação das crianças e dos adolescentes no armazenamento, o preparo e o planejamento das refeições, só eram permitidas em dois serviços avaliados. Em nenhum dos serviços, era permitido que crianças maiores e adolescentes servissem suas próprias refeições. Na grande maioria dos serviços, os pratos eram preparados, porcionados e servidos pelos educadores do plantão. O estudo de Holland e Szarfarc (2006) sobre a alimentação fornecida em três abrigos institucionais, compostos por 11 unidades da cidade de São Paulo, apontou que os cardápios eram preparados sem previsão anterior, em função do recebimento de gêneros alimentícios mediante doações. Assim como foi constatado neste trabalho, a autonomia das crianças na distribuição das refeições não era incentivada, e apenas os adolescentes se serviam sozinhos.

Em relação às refeições, um estudo revelou, nos abrigos avaliados, o ensinamento de "boas maneiras à mesa", que determinava a presença de todos juntos ao redor da mesa durante as refeições, havendo, assim, uma compensação por não estarem na sua família de origem. Outra observação importante dos autores foi em relação à conversa durante as refeições, quando a resposta se mostrou contraditória, pois parte dos entrevistados valorizava o silêncio no horário das refeições. Tal fato foi considerado inesperado, porque a refeição é considerada um momento social em que se pode interagir e trocar ideias. Outra parte dos entrevistados considerou a hora das refeições um momento de partilha e confraternização, em que as pessoas devem manter conversas e diálogos casuais (HOLLAND; SZARFARC, 2006).

Em nenhum dos serviços pesquisados as crianças e os adolescentes possuíam o hábito de se alimentar assistindo à televisão, utilizando computador, *tablet* ou celular. O Departamento de Atenção Básica do Ministério da Saúde (BRASIL, 2015) orienta que as refeições sejam realizadas com regularidade, em ambientes tranquilos, sem a presença de fatores que tirem a atenção e o foco dos alimentos, na companhia de outras pessoas. Essas orientações evitam o comprometimento dos mecanismos biológicos que sinalizam a saciedade.

A partir dos dados de consumo alimentar coletados na presente pesquisa, foi possível identificar os alimentos consumidos e os comportamentos relacionados à alimentação saudável ou não saudável. Para crianças maiores de 2 anos, os marcadores indicaram o consumo saudável de frutas, verduras, cereais, tubérculos e raízes, além de feijão e outras leguminosas. Também se identificou o consumo não saudável de embutidos, bebidas adoçadas, macarrão instantâneo e biscoitos salgados, bem como o consumo de doces, guloseimas e biscoitos recheados.

As crianças e os adolescentes de todos os serviços de acolhimento pesquisados consumiram frutas, legumes, verduras e vegetais de cor alaranjada no dia anterior à coleta de dados. O consumo diário desses alimentos, como parte das principais refeições ou dos lanches, oferece fibras, vitaminas e minerais, além do estímulo a hábitos alimentares saudáveis. A recusa desses alimentos pelas crianças é um fenômeno comum, pelo fato de receberem melhor o sabor doce, porém se recomenda insistir na sua oferta, visto que, para a aceitação de um novo alimento, a criança precisa experimentá-lo, pelo menos, de oito a 10 vezes. Uma estratégia adotada em algumas unidades é o cozimento de legumes no feijão; elaboração de receitas com legumes e carnes (alimentos fontes de proteína animal) e pães caseiros com legumes em sua massa (HOLLAND; SZARFARC, 2006).

No presente livro, a oferta de proteínas, fibras alimentares, vitaminas do complexo B, vitamina A e os micronutrientes como o ferro, o cálcio e o zinco foi adequada mediante o consumo de carnes, ovos, leite de vaca e feijão. O consumo de cereais, tubérculos e raízes também foi observado nas duas refeições salgadas diárias. Entretanto, o consumo de fígado não foi observado para crianças a partir de 6 meses, o que pode levar a carências nutricionais, por se constituir uma importante fonte de vitamina A e ferro.

O consumo de bebidas adoçadas foi observado em três dos cinco serviços avaliados. As bebidas processadas contêm grande quantidade de açúcares simples, portanto devem ser substituídas por frutas in natura ou sucos de fruta sem adição de açúcar e água. Além disso, os alimentos industrializados e ultraprocessados, como macarrão instantâneo, salgadinhos de pacote e biscoitos salgados, são ricos em gordura vegetal hidrogenada (gorduras *trans*), que, embora sejam produzidos a partir de óleos vegetais, devem ser evitados por ser tão prejudiciais à saúde quanto as gorduras saturadas (BRASIL, 2015). É importante ressaltar que o consumo não saudável de produtos processados foi observado, no entanto com menor frequência que o consumo saudável de alimentos in natura.

De acordo com o Ministério da Saúde (BRASIL, 2015), para se manter uma prática alimentar saudável, é preciso realizar, no mínimo, três refeições diárias (café da manhã, almoço e jantar). No caso de crianças e adolescentes, é recomendado que lanches, nos quais se privilegie o consumo de frutas, leite ou derivados, sejam intercalados entre essas refeições, o que foi verificado nos serviços estudados.

Apesar de algumas práticas de consumo não saudáveis, o consumo alimentar observado, nos cinco serviços de acolhimento, foi satisfatório, mostrando um equilíbrio nas refeições oferecidas. Boas práticas alimentares favorecem um comportamento alimentar saudável e promovem a saúde dessa população a partir de um melhor perfil alimentar e nutricional.

Nossa pesquisa incluiu também uma avaliação dos aspectos sanitários dos serviços de acolhimento, considerando surpreendente o fato de todos os dirigentes dos abrigos e da casa lar terem declarado não conhecer a legislação sanitária vigente relativa a serviços de alimentação, assim como a legislação sanitária específica para serviços de acolhimento. Até a data de coleta dos dados, somente um abrigo havia recebido a visita e orientação da vigilância sanitária municipal. Em todos os casos de intervenção e solicitação de adequação às normas, essas foram realizadas pela equipe do Ministério Público do Estado do Rio de Janeiro, Comarca de Nova Iguaçu, por intermédio de seus promotores de justiça.

Os itens do roteiro de inspeção adaptado relacionados aos aspectos de condições operacionais e estruturais sinalizaram que apenas dois abrigos realizam a construção coletiva das regras de convivência. O acesso à rede de qualificação e de requalificação profissional também foi incipiente. Luvizaro e Galheigo (2011) ressaltam a importância de fazer dos abrigos locais de morada, onde crianças e adolescentes possam viver seguros e protegidos, sendo um modelo de identificação positivo que permita seu desenvolvimento pleno, com garantia à autonomia e participação social. O conceito de participação implica um ambiente em que ocorram trocas sociais, negociação e possibilidade de acessos (SIQUEIRA; DELL'AGLIO, 2006).

Também foram avaliados aspectos relacionados ao fornecimento de água potável, saneamento básico, controle de vetores e descarte de resíduos. Os itens em não conformidade diziam respeito à localização inadequada dos recipientes de gás, que deveriam estar localizados do lado de fora das cozinhas, em locais arejados, cobertos e protegidos, o que não foi verificado nos abrigos avaliados. Os resíduos estavam acondicionados em recipientes sem tampa, o que favorece o aparecimento de pragas e de outros vetores.

Os aspectos relativos às instalações para lavagem e desinfecção apontaram que havia focos de insalubridade, janelas com vidros quebrados e ausência de telas milimétricas nas janelas das cozinhas. Também não foram observadas rotinas de higienização, limpeza e descontaminação dos ambientes, utensílios e equipamentos. Não havia rotina escrita com orientações sobre higienização das mãos, assim como não foi verificada a presença de sabonete líquido, papel toalha e escovinha para higiene das unhas. Todas essas observações apontam para o risco de contaminação dos alimentos oferecidos aos acolhidos e às equipes dos abrigos pesquisados.

Cardoso *et al.* (2010) realizaram um estudo transversal, com aplicação de formulários elaborados com base na Resolução de Diretoria Colegiada n.º 216/04 da Anvisa/MS, em amostra estratificada formada por 235 escolas atendidas pelo Programa Nacional de Alimentação Escolar, contemplando a rede estadual e municipal de ensino da cidade de Salvador. A avaliação de adequação mostrou que 57% das unidades apresentaram condições insatisfatórias e 42,6%, regulares. Os itens que mais contribuíram para o baixo desempenho estavam relacionados: à edificação, às instalações, aos equipamentos, móveis e utensílios; à higienização; ao abastecimento de água; a manipuladores de alimentos; e ao preparo dos alimentos e à exposição do alimento preparado para consumo (BRASIL, 2004).

Um estudo descritivo, no período de outubro a dezembro de 2011, em 88 unidades de alimentação e nutrição de escolas de um município de Portugal, aplicou uma lista de verificação higiênico sanitária com 146 itens relacionados a procedimentos operacionais-padrão, saneamento, procedimentos de higiene, procedimentos para recebimento e armazenamento de alimentos, bem como procedimentos e práticas de segurança alimentar. Os resultados indicaram uma necessidade urgente de formação de segurança alimentar de pessoal e de supervisão contínua por parte dos gestores.

No Brasil, um estudo sobre segurança alimentar, em 68 escolas públicas de São Caetano do Sul, São Paulo, também aplicou uma lista de verificação, o que resultou em oito avaliações ao longo de dois anos. Durante esse período, foi implementado o programa de adequação nas escolas, onde puderam observar uma melhora ascendente nos aspectos relacionados à adequação geral, edifícios e instalações, processos e procedimentos, distribuição de refeições, manejo integrado de pragas, controle de água, controles e registros, de saúde e segurança dos empregados e equipamentos e utensílios, sugerindo que estratégias de intervenção permanentes e contínuas aumentam os níveis de conformidade dos serviços de alimentação de escolas com a legislação sanitária vigente (CUNHA et al., 2013).

Os aspectos sanitários de serviços de alimentação de instituições de acolhimento é um tema pouco estudado. Malfitano e Silva (2014) examinaram a produção científica sobre acolhimento e abrigamento de crianças e adolescentes, a partir da promulgação do ECA (BRASIL, 1990) até o ano de 2010. Por meio do levantamento bibliográfico de artigos, teses e dissertações, eles verificaram que, em 20 anos, o tema foi pouco pesquisado, demonstrando uma lacuna, do ponto de vista acadêmico-científico, para a apreensão e compreensão desse fenômeno social.

A elaboração de uma legislação sanitária específica para serviços de acolhimento de crianças e adolescentes e a divulgação de instrumentos de inspeção são uma maneira viável de adequação e de potencialização das equipes de trabalho, das famílias e dos serviços de acolhimento, tanto no conhecimento da legislação sanitária vigente, como na adoção de novas práticas.

O abrutamento imposto às crianças e aos adolescentes pela avidez mercantil dos capitalistas com vistas ao lucro jamais teve como objetivo superar as bases de produção das determinações da questão social. Nesse sentido, o abrigo, como mecanismo de controle e alívio da pobreza, adquiriu, como política social, novas requisições que nasceram com características históricas que, mesmo com o avanço das legislações sociais, ainda são muito presentes na atualidade (FREITAS; CLEMENTINO; LIMA, 2016; LIMA, 2013).

Diante desse legado, o sistema de acolhimento, como política de garantia de direitos, chega à era ECA com a responsabilidade histórica de fazer do abrigo um porto seguro com a provisoriedade que lhe cabe, um posto de transição entre um direito negado — de a criança viver plenamente seu presente, em família — e a continuidade cidadã de seu prognóstico de vida, sem os sobressaltos que comprometam, desde logo, seu futuro (FÁVERO; VITALE; BAPTISTA, 2008).

CONCLUSÃO

O contexto social que demarca as políticas para crianças e adolescentes é permeado por períodos históricos distintos, que incidiram num formato de desenvolvimento complexo e muito particular. A assimetria histórica das relações de classe, gênero, geração, raça e etnia, bem como a ratificação das características mais retrógradas do assistencialismo, do clientelismo e da coerção impostas às crianças e aos adolescentes pela voracidade mercantil com a qual os capitalistas almejavam o lucro, jamais visou a superar as bases de produção das múltiplas determinações da questão social. Nesse sentido, o abrigo, como mecanismo de controle e alívio da pobreza, vem adquirindo, como política social, novas requisições que rompem com características históricas, as quais, mesmo com o avanço das legislações sociais, ainda são muito presentes na atualidade.

Uma vez que a instituição de abrigo é necessária, é preciso que ela seja de pequeno porte, que assegure a individualidade de seus integrantes e que possua uma estrutura material e de funcionários adequada. É necessário transformá-la num ambiente de desenvolvimento, seguro do ponto de vista sanitário e alimentar, capacitando-a e instrumentalizando-a. Para além dos sujeitos profissionais inseridos historicamente em abrigos, assistentes sociais, educadores sociais, psicólogos, a presença do nutricionista, como assessor ou membro da equipe técnica, é fundamental para o acompanhamento nutricional das crianças e dos adolescentes, para a elaboração de cardápios e o fornecimento de refeições que atendam a necessidades específicas.

Os resultados expressos neste livro mostraram que é preciso investimento em capacitação permanente e contínua das equipes dos abrigos do município de Nova Iguaçu.

O perfil dos serviços pesquisados mostrou que, entre os acolhidos, há uma homogeneidade na distribuição dos sexos masculino e feminino. A idade se mostrou bem heterogênea, com cerca de 37% na faixa etária compreendida entre 5 e 10 anos e 48% com idade entre 10 e 18 anos. Com relação à cor da pele, 92,5% dos acolhidos eram pardos ou negros, e a avaliação do tempo de institucionalização mostrou que 61,2% estavam acolhidos no período de até um ano.

O diagnóstico nutricional de meninos e meninas menores de 5 anos indicou que a maioria estava com risco de sobrepeso ou sobrepeso e normalidade quanto à estatura. A avaliação dos acolhidos com idade entre 5 e 10 anos mostrou que se encontravam na faixa de normalidade nutricional. Entre os adolescentes, cerca de 59% foram incluídos na classificação de sobrepeso, obesidade ou obesidade grave. A maioria apresentou estatura adequada para idade.

Apesar do registro de consumo não saudável de alguns alimentos, o consumo alimentar observado, nos cinco serviços de acolhimento, foi satisfatório, mostrando um equilíbrio nas refeições oferecidas.

A avaliação dos aspectos sanitários demonstrou a necessidade de adequação dos serviços à legislação sanitária vigente.

Este livro traz subsídios para a execução de uma assistência à saúde de qualidade, voltada para crianças e adolescentes em acolhimento institucional no município de Nova Iguaçu. A partir da identificação dos obstáculos às boas práticas alimentares e à oferta de alimentos seguros, será possível a proposição de estratégias de educação sanitária e nutricional que viabilizem a adequação dos serviços de acolhimento e lhes confiram empoderamento a partir do conhecimento da legislação sanitária vigente.

A escassez de pesquisas sobre os aspectos sanitários de serviços de acolhimento para crianças e adolescentes e a necessidade urgente de adequação desses serviços à legislação vigente levam-nos a sugerir que este livro sirva como piloto para outros com a temática ora apresentada, sobretudo em período pós-pandemia de Covid-19 pelo qual o mundo passa.

É imprescindível dar visibilidade a essa população e às suas peculiaridades tão suprimidas no meio acadêmico-científico e social nas últimas décadas.

REFERÊNCIAS

AGÊNCIA NACIONAL DE VIGILÂNCIA SANITÁRIA. **Cartilha sobre Boas Práticas para Serviços de Alimentação. Resolução RDC no 216/2004**. 13. ed. Brasília, DF: Anvisa, 2015. 44 p.

AGÊNCIA NACIONAL DE VIGILÂNCIA SANITÁRIA. **Guia de alimentos e vigilância sanitária**. Brasília, DF: Anvisa, 2009. 41 p.

AGÊNCIA NACIONAL DE VIGILÂNCIA SANITÁRIA. **Vigilância Sanitária e Escola**: parceiros na construção da cidadania. Brasília, DF: Anvisa, 2008. 120 p.

ALTO-COMISSARIADO DAS NAÇÕES UNIDAS PARA OS REFUGIADOS. Resolução do Tópico 2 do Alto Comissariado para Refugiados de 15 de outubro de 2016. **17 MINIONU – Acnur**, 2016. Disponível em: https://17minionuacnur2016.wordpress.com/2016/10/18/resolucao-do-topico-2-do-alto-comissariado-para-refugiados-de-15-de-outubro-de-2016/. Acesso em: 30 out. 2016.

AMARAL E SILVA, A. F. O estatuto, o novo direito da criança e do adolescente e a justiça da infância e da juventude. *In*: SIMONETTI, C.; BLECHER; M.; MENDEZ, E. G. (org.). **Do avesso ao direito**. São Paulo: Malheiros-Unicef, 1994. p. 259-302

ANJOS, L. A. *et al*. Crescimento e estado nutricional em amostra de escolares. **Cad. Saúde Pública**, Rio de Janeiro, v. 19 (Sup. 1), p. S171-S179, 2003.

ARANTES, A. A. guerra dos lugares. **Revista do IPHAN**, [*s. l.*], v. 23, p. 190-203, 1993.

ARPINI, D. **Violência e exclusão**: adolescência em grupos populares. São Paulo: Edusc, 2003.

ASSIS, S. G.; FARIAS, L. O. P. (org.). **Levantamento nacional das crianças e adolescentes em serviço de acolhimento**. São Paulo: Hucitec, 2013. 367 p.

ASSOCIAÇÃO DE PESQUISADORES E FORMADORES DA ÁREA DA CRIANÇA E DO ADOLESCENTE.

ASSOCIAÇÃO BRASILEIRA DE NORMAS TÉCNICAS. **NBR 10520**: informação e documentação: citações em documentos: apresentação. Rio de Janeiro: ABNT, 2002.

ASSOCIAÇÃO BRASILEIRA DE NORMAS TÉCNICAS. **NBR 6023**: informação e documentação: referências: elaboração. Rio de Janeiro: ABNT, 2002.

ATALAH SAMUR, E. *et al.* Propuesta de um nuevo estándar de Evaluación nutricional em embarazadas. **Rev. Med. Chile**, [s. l.], v. 125, n. 12, p. 1429-1436, 1997.

BAPTISTA, M. V. Algumas reflexões sobre o sistema de garantia de direitos. **Serviço Social e Sociedade**, São Paulo, n. 109, ano XXXII, p. 179-199, 2012.

BATISTA FILHO, M.; RISSIN, A. Transição Nutricional no Brasil: tendências regionais e temporais. **Cad. Saúde Pública**, Rio de Janeiro, v. 19 (Sup. 1), p. S181-S191, 2003.

BAUMKARTEN, S. T.; BUSNELLO, F.; TATSCH D. T. Adoção: conhecendo as expectativas e os sentimentos dos pais do coração. **Perspectivas em Psicologia**, [s. l.], v. 17, n. 2, p. 3-19, jul./dez. 2013.

BERNARDI, D. C. F. Levantamento nacional sobre os serviços de acolhimento para crianças e adolescentes em tempos de covid-19: [livro eletrônico]: apresentação dos resultados: volume 1 / Dayse Cesar Franco Bernardi. – 1. ed. – São Paulo: NECA: Movimento Nacional Pró-Convivência Familiar e Comunitária e Fice Brasil, 2020.

BORGHI, E. *et al.* Development of a WHO growth reference for school-aged children and adolescents. **Bulletin of the World Health Organization**, [s. l.], v. 85, p. 660-667, 2007.

BOTELHO, A. P.; MORAES, M. C. M. B.; LEITE, L. C. Violências e riscos psicossociais: narrativas de adolescentes abrigados em Unidades de Acolhimento do Rio de Janeiro, Brasil. **Ciência & Saúde Coletiva**, [s. l.], v. 20, n. 1, p. 7-16, 2015.

BRASIL, E. D. O conceito de acolhimento familiar na ótica dos vários atores estratégicos. *In*: CABRAL, C. (ed.). **Colóquio internacional sobre acolhimento familiar**. Rio de Janeiro: Terra dos Homens. 2004. p. 102-111.

BRASIL. [Constituição (1988)]. **Constituição da República Federativa do Brasil**. Brasília, DF: Senado Federal, [2020]. Disponível em: http://www.planalto.gov.br/ccivil_03/Constituicao/Constituicao.htm. Acesso em: 30 mar. 2015.

BRASIL. Agência Nacional de Vigilância Sanitária. Resolução RDC n.º 275, de 21 de outubro de 2002. Dispõe sobre o Regulamento Técnico de Procedimentos Operacionais Padronizados aplicados aos Estabelecimentos Produtores/Industrializadores de Alimentos e a Lista de Verificação das Boas Práticas de Fabricação em Estabelecimentos Produtores/Industrializadores de Alimentos. **Diário Oficial**: seção 1, Brasília, DF, 6 nov. 2002. p. 126.

BRASIL. **Emenda constitucional n.º 64, de 4 de fevereiro de 2010**. Altera o art. 6º da Constituição Federal, para introduzir a alimentação como direito social. Brasília, DF: Câmara dos Deputados: Senado Federal, 2010. Disponível em: http://www.planalto.gov.br/ccivil_03/Constituicao/Emendas/Emc/emc64.htm. Acesso em: 25 nov. 2015.

BRASIL. **Lei n.º 12.010, de 3 de agosto de 2009**. Dispõe sobre adoção; altera as Leis n.º 8.069, de 13 de julho de 1990 - Estatuto da Criança e do Adolescente, 8.560, de 29 de dezembro de 1992; revoga dispositivos da Lei n.º 10.406, de 10 de janeiro de 2002 - Código Civil, e da Consolidação das Leis do Trabalho - CLT, aprovada pelo Decreto-Lei no 5.452, de 1º de maio de 1943, e dá outras providências. Brasília, DF Presidência da República, 2009b. Disponível em: http://www.planalto.gov.br/ccivil_03/_Ato2007-2010/2009/Lei/L12010.htm#art2. Acesso em: 30 mar. 2015.

BRASIL. **Lei n.º 12.796, de 4 de abril de 2013**. Altera a Lei n.º 9.394, de 20 de dezembro de 1996, que estabelece as diretrizes e bases da educação nacional, para dispor sobre a formação dos profissionais da educação e dar outras providências. Brasília, DF: Presidência da República, 2013. Disponível em: http://www.planalto.gov.br/CCIVIL_03/_Ato2011-2014/2013/Lei/L12796.htm. Acesso em: 7 ago. 2016.

BRASIL. **Lei n.º 13.010, de 26 de junho de 2014**. Altera a Lei n.º 8.069, de 13 de julho de 1990 (Estatuto da Criança e do Adolescente), para estabelecer o direito da criança e do adolescente de serem educados e cuidados sem o uso de castigos físicos ou de tratamento cruel ou degradante, e altera a Lei n.º 9.394, de 20 de dezembro de 1996. Brasília, DF: Presidência da República, 2014. Disponível em: http://www.planalto.gov.br/ccivil_03/_Ato2011-2014/2014/Lei/L13010.htm. Acesso em: 30 mar. 2015.

BRASIL. **Lei n.º 8.069, de 13 de julho de 1990**. Dispõe sobre o Estatuto da Criança e do Adolescente e dá outras providências. Brasília, DF: Presidência da República, 1990a. Disponível em: http://www.planalto.gov.br/ccivil_03/Leis/L8069.htm. Acesso em: abr. 2016.

BRASIL. **Lei n.º 8.080, de 19 de setembro de 1990**. Dispõe sobre as condições para a promoção, proteção e recuperação da saúde, a organização e o funcionamento dos serviços correspondentes e dá outras providências. Brasília, DF: Presidência da República, 1990b. Disponível em: http://www.planalto.gov.br/ccivil_03/lei.s/l8080.htm. Acesso em: 30 mar. 2015.

BRASIL. **Lei n.º 9.394, de 20 de dezembro de 1996**. Estabelece as diretrizes e bases da educação nacional. Brasília, DF: Presidência da República, 1996. Disponível em: http://www.planalto.gov.br/ccivil_03/leis/l9394.htm. Acesso em: 7 ago. 2016.

BRASIL. Ministério da Educação. **Estatuto da Criança e do Adolescente**. Brasília, DF: MEC/Secretaria Especial de Direitos Humanos, 2005.

BRASIL. Ministério da Saúde. Agência Nacional de Vigilância Sanitária. **Resolução RDC n.º 216, de 15 de setembro de 2004**. Dispõe sobre Regulamento Técnico de Boas Práticas para Serviços de Alimentação. Brasília, DF: Ministério da Saúde, 2004a.

BRASIL. Ministério da Saúde. **O trabalho dos agentes comunitários de saúde na promoção do uso correto de medicamentos.** Brasília, DF: Ministério da Saúde, 2006a.

BRASIL. Ministério da Saúde. **Portaria n.º 1.428, de 26 de novembro de 1993.** Aprova, na forma dos textos anexos, o "Regulamento Técnico para Inspeção Sanitária de Alimentos", as "Diretrizes para o Estabelecimento de Boas Práticas de Produção e de Prestação de Serviços na Área de Alimentos" e o "Regulamento Técnico para o Estabelecimento de Padrão de Identidade e Qualidade (PIQ's) para Serviços e Produtos na Área de Alimentos". Brasília, DF: Ministério da Saúde, 1993. Disponível em: http://portal.anvisa.gov.br/documents/33916/388704/Portaria_MS_n_1428_de_26_de_novembro_de_1993.pdf/6ae6ce0f-82fe-4e-28-b0e1-bf32c9a239e0. Acesso em: 30 out. 2015.

BRASIL. Ministério da Saúde. **Portaria SVS/MS n.º 326, de 30 de julho de 1997.** Brasília, DF: Ministério da Saúde, 1997. Disponível em: http://portal.anvisa.gov.br/wps/wcm/connect/cf430b804745808a8c95dc3fbc4c6735/Portaria+SVS-MS+N.+326+-de+30+de+Julho+de+1997.pdf?MOD=AJPERES. Acesso em: 30 mar. 2015.

BRASIL. Ministério da Saúde. Secretaria de Atenção à Saúde. Departamento de Atenção Básica. **Orientações para a coleta e análise de dados antropométricos em serviços de saúde**: Norma Técnica do Sistema de Vigilância Alimentar e Nutricional – SISVAN. Brasília, DF: Ministério da Saúde, 2011.

BRASIL. Ministério da Saúde. Secretaria de Atenção à Saúde. Departamento de Atenção Básica. **Orientações para avaliação de marcadores de consumo alimentar na atenção básica** [recurso eletrônico]. Brasília, DF: Ministério da Saúde, 2015. 33 p.: il.

BRASIL. Ministério da Saúde. Secretaria de Atenção à Saúde. Departamento de Atenção Básica. **Guia alimentar para a população.** 2. ed. Brasília, DF: Ministério da Saúde, 2014a. 156 p.: il.

BRASIL. Ministério do Desenvolvimento Social e Combate à Fome. **Política Nacional de Assistência Social**. Brasília, DF: MDS, 2004b.

BRASIL. Ministério do Desenvolvimento Social e Combate à Fome. Secretaria Especial dos Direitos Humanos. **Plano Nacional de Promoção, Proteção e Defesa do Direito de Crianças e Adolescentes à Convivência Familiar e Comunitária.** Brasília, DF: MDS, 2006b.

BRASIL. **Orientações técnicas para os serviços de acolhimento para crianças e adolescentes.** Brasília, DF: Conanda/CNAS, 2009a.

BRASIL. **Resolução n.º 109, de 11 de novembro de 2009.** Tipificação nacional de serviços socioassistenciais. Brasília: MDS/CNAS, 2009b.

CABRAL, C. Perspectivas do acolhimento familiar no Brasil. *In*: CABRAL C. (ed.). **Acolhimento familiar**: experiências e perspectivas. Rio de Janeiro: Unicef, 2004. p. 10-17.

CAEIRO, A. L. **A importância dos afetos e da socialização numa criança Institucionalizada – Maria Flor – Um estudo de caso.** 2013. 116 f. Dissertação (Mestrado em Psicologia da Educação) – Universidade do Algarve, Faro, 2013.

CARDOSO, R. C. V. *et al.* Programa nacional de alimentação escolar: há segurança na produção de alimentos em escolas de Salvador (Bahia). **Revista de Nutrição**, [s. l.], v. 23, n. 5. p. 801-11, 2010.

CARVALHO, A. Crianças institucionalizadas e desenvolvimento: possibilidades e desafios. *In*: LORDELO, E.; CARVALHO, A.; KOLLER, S. (ed.). **Infância brasileira e contextos de desenvolvimento.** São Paulo: Casa do Psicólogo, 2002. p. 19-44.

CAVALCANTE, L. I. C.; CORRÊA, L. S. Perfil e trajetória de educadores em instituição de acolhimento infantil. **Cadernos de Pesquisa**, v. 42, n. 146, p. 494-517, maio/ago. 2012.

CHAVES, C. M. P. *et al.* Avaliação do crescimento e desenvolvimento de crianças institucionalizadas. **Rev. Bras. Enferm.**, [s. l.], v. 66, n. 5, p. 668-674, set./out. 2013.

CONSELHO NACIONAL DE ASSISTÊNCIA SOCIAL. **Resolução CNAS n.º 17, de 20 de junho de 2011.** Ratificar a equipe de referência definida pela Norma Operacional Básica de Recursos Humanos do Sistema Único de Assistência Social – NOB-RH/SUAS. Brasília, DF: CNAS, 2011.

CONSELHO NACIONAL DO MINISTÉRIO PÚBLICO. **Resolução n.º 71, de 15 de junho de 2011.** (Alterada) Dispõe sobre a atuação dos membros do Ministério Público na defesa do direito fundamental à convivência familiar e comunitária de crianças e adolescentes em acolhimento e dá outras providências.

Brasília, DF: CNMP, 2012. Disponível em: http://www.mpgo.mp.br/portal/system/resources/W1siZiIsIjIwMTMvMDQvMjMvMTRfNDRfMTFfOTI5X-3JlczcxX2NvbnNvbGlkYWRhXzIucGRmIl1d/res71_consolidada-2.pdf. Acesso em: 30 out. 2016.

CORNIER, M. A. et al. Assessing adiposity: a scientific statement from the American Heart Association. **Circulation**, [s. l.], v. 124, n. 2018, p. 1996-2019, 2011.

COSTA, B. E. A. M. **Aspectos higiênicos-sanitários de três restaurantes institucionais da cidade de Luanda**. Rep. de Angola. 2010. 83 f. Trabalho de Conclusão de Curso (Bacharelado em Nutrição) – Universidade do Extremo Sul Catarinense, Criciúma, 2010.

COSTA, N. R. A.; ROSSETTI-FERREIRA, M. C. Acolhimento familiar: uma alternativa de proteção para crianças e adolescentes. **Psicologia**: Reflexão e Crítica, [s. l.], v. 22, n. 1, p. 111-118, 2009.

CUNHA, D. T. da et al. Improvement of food safety in school meal service during a long-term intervention period: a strategy based on the knowledge, attitude and practice triad. **Food Control**, [s. l.], v. 34, ed. 2, p. 662-667, 2013.

CURITIBA. Secretaria Estadual de Saúde. **Roteiro de Inspeção para Casas de Apoio a Crianças e Jovens em Tratamento**. Curitiba: Secretaria Estadual de Saúde, 2002.

DEL VALLE, J. F.; BRAVO, A.; LÓPEZ, M. Foster care in Spain. Its establishment and current challenges. **Papeles del Psicólogo**, [s. l.], v. 30, n. 1, 33-41, 2009.

DELGADO, P. A perspectiva ecológica: Referências para a preparação e a cessação da estadia em acolhimento familiar de crianças. **Psicologia**: Reflexão & Crítica, [s. l.], v. 25, n. 2, p. 359-367, 2012.

DELGADO, P. et al. Acolhimento Familiar em Portugal e Espanha: Uma Investigação Comparada sobre a Satisfação dos Acolhedores. **Psychology/Psicologia Reflexão e Crítica**, [s. l.], v. 28, n. 4, p. 840-849, 2015.

DELL'AGLIO, D. D; SIQUEIRA, A. C. Preditores de satisfação de vida de jovens em situação de vulnerabilidade no Sul do Brasil. **Psicodebate**, [s. l.], v. 10, p. 213-230, 2010.

ELAGE, B. et al. **Formação de profissionais em serviços de acolhimento**. 2. ed. São Paulo: Insituto Fazendo História, 2011.

FÁVERO, E. T..; VITALE, M. A. F.; BAPTISTA, M. V. (org.). **Famílias de crianças e adolescentes abrigados**: quem são, como vivem, o que pensam, o que desejam. São Paulo: Paulus, 2008.

FERNÁNDEZ, J.; ÁLVAREZ, E.; BRAVO, A. Evaluación de resultados a largo plazo en acogimiento residencial de protección a la infancia. **Infancia y Aprendizaje**, [s. l.], v. 26, p. 235-249, 2003.

FERREIRA, F. P. M. Crianças e adolescentes em abrigos: uma regionalização para Minas Gerais. **Serv. Soc. Soc.**, São Paulo, n. 117, p. 142-168, jan./mar. 2014.

FERREIRA, S. da S. **NOB-RH Anotada e Comentada**. Brasília, DF: MDS/Secretaria Nacional de Assistência Social, 2011. 144 p.

FREITAS, E.; CLEMENTINO, M. B. M.; LIMA, R. S. Políticas para crianças e adolescentes e a relevância do profissional de nutrição em abrigos. **O Social em Questão**, [s. l.], ano XIX, n. 35, p. 103-128, 2016.

GEORGE, S.; VAN OUDENHOVEN, N. **Apostando al acogimiento familiar** – un estudio comparativo internacional (M. Soledad Franco, Trans.). Amberes: International Foster Care Organisation, 2003.

GLOBAL report: UNAIDS report on the global AIDS epidemic 2010. **UNAIDS**. 2011. Disponível em: http://www.unaids.org/documents/20101123_GlobalReport_em.pdf. Acesso em: 1 out. 2016.

GOFFMAN, E. **Manicômios, prisões e conventos**. 7. ed. São Paulo: Perspectiva, 2001.

GOFFMAN, E. **Manicômios, prisões e conventos**. Série debates. São Paulo: Perspectiva, 1974.

GOULART, J. S.; PALUDO, S. S. Apadrinhamento afetivo. **Psico**, Porto Alegre, v. 45, n. 1, p. 35-44, jan./mar. 2014.

GRANATO, E. F. R. **Adoção**: doutrina e prática – com comentário à nova lei da adoção – Lei 12.010/09. Curitiba: Juruá, 2010.

GULASSA, M. L. C. R. (org.). **Novos rumos do acolhimento institucional**. São Paulo: Associação dos Pesquisadores de Núcleos de Estudos e Pesquisas sobre a Criança e o Adolescente, 2010.

GUMS NETO, F. **Boas práticas na alimentação de centros municipais de educação infantil: aspectos higiênico sanitários e físico funcionais**. 2015. 76

f. Dissertação (Mestrado em Segurança Alimentar e Nutricional) – Universidade Federal do Paraná, Curitiba, 2015.

HALPERN, E. E. *et al.* Seleção, capacitação e formação da equipe de profissionais dos abrigos: o hiato entre o prescrito e o real. **Trab. Educ. Saúde**, Rio de Janeiro, v. 13, Supl. 1, p. 91-113, 2015.

HEYMANN, J. *et al.* Extended Family caring for children orphaned by AIDS: balancing essential work and caregiving in a high HIV prevalence nations. **AIDS Care**, [s. l.], v. 19, p. 337-345, 2007.

HOLLAND, C. V.; SZARFARC, S. C. Todos juntos ao redor da mesa: uma avaliação qualitativa da alimentação em abrigos do município de São Paulo. **Nutrire**, São Paulo, v. 31, n. 2, p. 39-52, ago. 2006.

HOSEGOOD V. *et al.* The effects of high HIV prevalence on orphanhood and living arrangements of children in Malawi, Tanzania, and South Africa. **Popul Stud (Camb)**, [s. l.], v. 61, p. 327-336, 2007.

IANNELLI, A. M.; ASSIS, S. G.; PINTO, L. W. Reintegração familiar de crianças e adolescentes em acolhimento institucional em municípios brasileiros de diferentes portes populacionais. **Ciência & Saúde Coletiva**, [s. l.], v. 20, n. 1, p. 39-48, 2015.

INSTITUTE OF MEDICINE. **Nutrition during pregnancy**. Washington D.C.: National Academy Press, 1990.

INSTITUTO BRASILEIRO DE GEOGRAFIA E ESTATÍSTICA. **Indicadores sociais municipais**: uma análise dos resultados do universo do censo demográfico. Rio de Janeiro: IBGE, 2011.

INSTITUTO BRASILEIRO DE GEOGRAFIA E ESTATÍSTICA. **Perfil dos municípios brasileiros**. Rio de Janeiro: IBGE, 2015. Disponível em: http://www.ibge.gov.br/home/estatistica/pesquisas/pesquisa_resultados.php?id_pesquisa=89. Acesso em: 3 jul. 2016.

INSTITUTO BRASILEIRO DE GEOGRAFIA E ESTATÍSTICA. **Pesquisa de orçamentos familiares 2008-2009**: análise do consumo alimentar pessoal no Brasil. Rio de Janeiro: IBGE, 2011.

INSTITUTO DA SEGURANÇA SOCIAL. **Casa 2012**. Relatório de caracterização anual da situação de acolhimento das crianças e jovens. Lisboa: Autor, 2013.

JULIANO, M. **A influência da ecologia dos ambientes de atendimento no desenvolvimento de crianças e adolescentes abrigados**. 2005. Dissertação (Mestrado em Educação Ambiental) – Fundação Universidade Federal do Rio Grande, Rio Grande, 2005.

KOSMINSKY, E. V. **Momentos de Pesquisas sobre Relações Raciais e Relações de Classe entre Crianças no Brasil**. Da Investigação às Práticas, II (II). p. 18-36, 2012. Disponível em: http://hdl.handle.net/10400.21/2803. Acesso em: 29 jul. 2016.

SILVA LIMA, R. **Orçamento público dos abrigos municipais no Rio De Janeiro**: velhos e novos dilemas. 2013. 415 f. Tese (Doutorado em Serviço Social) – Universidade do Estado do Rio de Janeiro, Rio de Janeiro, 2013.

SILVA LIMA, R. O mistério do orçamento dos abrigos no Rio de Janeiro Textos & Contextos (Porto Alegre), vol. 14, núm. 1, enero-junio, 2015, pp. 186-201. Pontifícia Universidade Católica do Rio Grande do Sul.

Porto Alegre, Brasil

LÓPEZ, M. *et al.* Características y desarrollo del acogimiento familiar en dos países con fuerte tradición de acogimiento residencial: España y Portugal. **Universitas Psichologica**, [s. l.], v. 13, n. 3, p. 15-30, 2014.

LÓPEZ, M. *et al.* Factors affecting foster care breakdown in Spain. **Spanish Journal of Psychology**, [s. l.], v. 14, n. 1, p. 108-118, 2011.

LÓPEZ, M. *et al.* Factors associated with family reunification for children in foster care. **Child and Family Social Work**, [s. l.], v. 18, n. 2, p. 226-236, 2013.

LUCCHESE, G. Descentralização e modelo sistêmico: o caso da vigilância sanitária. **Ciência & Saúde Coletiva**, [s. l.], v. 15 (Supl. 2), p. 3020-3026, 2010.

LUNA, M. Algumas definições sobre acolhimento familiar e seu desenvolvimento na Argentina. *In*: CABRAL, C. (ed.) **Acolhimento familiar**: experiências e perspectivas. Rio de Janeiro: Unicef, 2004. p. 112-121.

LUVIZARO, N. A.; GALHEIGO, S. M. Considerações. **Rev. Ter. Ocup. Univ.**, São Paulo, v. 22, n. 2, p. 191-199, maio/ago. 2011.

MALFITANO, A. P. S.; SILVA, T. V. Abrigo como medida de proteção para crianças. **Rev Ter Ocup Univ.**, São Paulo, v. 25, n. 1, p. 94-100. jan./abr. 2014.

MARTINS, M. L.; ROCHA, A. Evaluation of prerequisite programs implementation at schools foodservice. **Food Control**, [s. l.], v. 39, p. 30-33, 2014.

MAURIEL, A. P. O. Pobreza, seguridade e assistência social: desafios da política social brasileira. **Rev. Katál. Florianópolis** v. 13 n. 2 p. 173-180 jul./dez. 2010

MILLER, C. M. *et al.* Orphan care in Botswana's working households: growing responsibilities in the absence of adequate support. **Am J Public Health**, [s. l.], v. 96, p. 1429-1435, 2006.

MINISTÉRIO PÚBLICO DO ESTADO DO RIO DE JANEIRO. **Módulo Criança e Adolescente**. 16º Censo da População Infantojuvenil Acolhida no Estado do Rio de Janeiro. Rio de Janeiro: MPRJ, 2015. Disponível em: http:// http://mca.mp.rj.gov.br/16o-censo-2/. Acesso em: 29 jul. 2016.

MIRANDA, A. B.; RODRIGUES, J. Aprendizagem e desenvolvimento: adolescente em situação de abrigamento. **Ensino Em Re-Vista**, [s. l.], v. 21, n. 1, p. 13-25, jan./jun. 2014.

MONASCH, R.; BOERMA, J. T. Orphanhood and childcare patterns in sub-Saharan Africa: an analysis of national surveys from 40 countries. **AIDS 18**, [s. l.], Suppl 2, p. S55-65, 2004.

NABINGER, S. **Adoção**: o encontro de duas histórias. Santo Ângelo: FURI, 2010.

NYAMBEDHA, E. O.; WANDIBBA, S.; AAGAARD-HANSEN, J. Changing patterns of orphan care due to the HIV epidemic in western Kenya. **Soc Sci Med**, [s. l.], v. 57, p. 301-311, 2003.

NYAMBEDHA, E. O.; WANDIBBA, S.; AAGAARD-HANSEN, J. Policy implications of the inadequate support systems for orphans in western Kenya. **Health Policy**, [s. l.], v. 58, p. 83-96, 2001.

OGDEN, C. L. *et al.* Prevalence of childhood and adult obesity in the United States, 2011-2012. **JAMA**, [s. l.], v. 311, p. 806-814, 2014.

PALACIOS, J.; AMORÓS, P. Recent changes in adoption and fostering in Spain. **British Journal of Social Work**, [s. l.], v. 17, p. 1-15, 2006.

PERPAPPADAN, B. S. Millions of orphans and counting. **The Hindu**, [s. l.], 2011.

PILOTTI, F.; RIZZINI, I. (org.). **A arte de governar crianças**: a história das políticas sociais, da legislação e da assistência à infância no Brasil. Rio de Janeiro: Instituto Interamericano del Niño, 1995.

PRADA, C. G. **A família, o abrigo e o futuro**: análise de relatos de crianças que vivem em instituições. 2002. Dissertação (Mestrado em Psicologia) – Universidade Federal do Paraná, Curitiba, 2002.

PREFEITURA MUNICIPAL DE NOVA IGUAÇU. Secretaria Municipal de Saúde. Subsecretaria de Vigilância em Saúde. Superintendência de Vigilância Sanitária. **Roteiro de Inspeção** – comunidades terapêuticas. Nova Iguaçu: Prefeitura Municipal, 2015. 4 p.

R: A LANGUAGE and environment for statistical computing. **R-Project**, 2016. Disponível em: https://www.R-project.org/. Acesso em: 30 set. 2016.

RED LATINOAMERICANA DE ACOGIMIENTO FAMILIAR; ALDEAS INFANTILES SOS INTERNACIONAL/UNICEF. **Documento de divulgación latinoamericano**. Niños, niñas y adolescentes sin cuidados parentales em América latina. Contextos, causas y consecuencias de la privación del derecho a la convivência familiar y comunitária. [S. l.]: Unicef, 2011. Disponível em: https://www.relaf.org/material.html. Acesso em: 30 set. 2016.

RIZZINI, I. **A institucionalização de crianças no Brasil**: percurso histórico e desafios do presente. Rio de Janeiro: Ed. PUC-Rio; São Paulo: Loyola, 2004.

RIZZINI, I. **Assistência à infância no Brasil**: uma análise de sua construção. Rio de Janeiro: Edusu, 1993.

RIZZINI, I. **O século perdido**. Raízes históricas das políticas públicas para a infância no Brasil. Rio de Janeiro: Petrobrás, 1997.

RIZZINI, I.; RIZZINI, I. **A institucionalização de crianças no Brasil**: percurso histórico e desafio presente. Rio de Janeiro: Editora PUC-RJ; São Paulo: Editora Loyola, 2004.

RODRIGUES, K. L. **Segurança alimentar em unidades de alimentação e nutrição**. 2010. 148 f. Tese (Doutorado em Ciência e Tecnologia Agroindustrial) – Universidade Federal de Pelotas, Pelotas, 2010.

SAFRA, G. **A po-ética da clínica contemporânea**. São Paulo: Ideias e Letras, 2004.

SALINA-BRANDÃO, A.; WILLIAMS, L. C. A. O Abrigo como fator de risco ou proteção: avaliação institucional e indicadores de qualidade. **Psicologia**: reflexão e crítica, [s. l.], v. 22, n. 3, p. 334-343, 2009.

SANT'ANNA, M. S. L.; PRIORE, S. E.; FRANCESCHINI, S. C. C. Métodos de avaliação da composição corporal em crianças. **Revista Paulista Pediatria**, [s. l.], v. 27, n. 3, p. 315-21, 2009.

SANTA CATARINA. Secretaria de Estado da Saúde. **Roteiro de Avaliação da Segurança Sanitária de Serviços de Acolhimento Institucional de Alta Com-**

plexidade do Sistema Único de Assistência Social – SUAS. Santa Catarina, 2014 Disponível em: http://www.vigilanciasanitaria.sc.gov.br/index.php/inspecao-e-monit-de-servicos/servicos-de-interesse-de-saude. Acesso em: 30 out. 2015.

SANTOS, B.; FERREIRA, S. A reforma do Estado-Providência entre globalizações conflituantes. *In*: HESPANHA, P.; CARAPINHEIRO G. (ed.), **Risco social e incerteza**. Pode o Estado Social recuar mais? Santa Maria da Feira: Afrontamento, 2001. p. 177-226.

SAVI, A. E. **Abrigo ou Lar?** um olhar arquitetônico sobre os abrigos de permanência continuada para crianças e adolescentes em situação de vulnerabilidade social. 2008. Dissertação (Mestrado em Arquitetura) – Universidade Federal de Santa Catarina, Florianópolis, 2008.

SIABRIGOS – O projeto. **Neca, 2015**. Disponível em: http://www.neca.org.br/siabrigos-o-projeto. Acesso em: 6 set. 2015.

SILVA, C. C. *et al*. Circunferência do pescoço como um novo indicador antropométrico para predição de resistência à insulina e componentes da síndrome metabólica em adolescentes: Brazilian Metabolic Syndrome Study. **Rev Paul Pediatr**., [s. l.], v. 32, n. 2. p. 221-229, 2014.

SILVA, E. R. A. **O direito à convivência familiar e comunitária**: os abrigos para crianças e adolescentes no Brasil. Brasília, DF: Ipea/Conanda, 2004.

SILVA, V. A. E.; MATTÉ, M. H. Inspeção Sanitária em Creches: Uma Proposta de Roteiro de Inspeção. **Revista de Direito Sanitário**, São Paulo, v. 10, n. 2, p. 29-63, jul./out. 2009.

SINHA, A. *et al*. Exploring Factors Associated with Educational Outcomes for Orphan and Abandoned Children in India. **Glob Soc Welf**, [s. l.], v. 3, n. 23, 2016.

SIQUEIRA, A. C.; DELL'AGLIO, D. D. O Impacto da Institucionalização na Infância e na Adolescência: Uma Revisão de Literatura. **Psicologia & Sociedade**, [s. l.], v. 18, n. 1, p. 71-80, jan./abr. 2006.

SIQUEIRA, D. D.; BETTS, M. K.; DELL'AGLIO, D. D. Rede de apoio social e afetivo de adolescentes institucionalizados no Sul do Brasil. **Interamerican Journal of Psychology**, [s. l.], v. 40, n. 20, p. 149-158, 2006.

SOTO, F. R. M. *et al*. Metodologia de avaliação das condições sanitárias de vendedores ambulantes de alimentos no Município de Ibiúna-SP. **Rev Bras Epidemiol**, [s. l.], v. 11, n. 2, p. 297-303, 2008.

SOTO, F. R. M. *et al.* Proposta e análise crítica de um protocolo de inspeção e de condições sanitárias em supermercados do município de Ibiúna- SP. **Rev Bras Epidemiol**, [s. l.], v. 9, n. 2, p. 235-41, 2006.

SOUZA, H. P.; CASANOVA, R. P. S. **Adoção**: o amor faz o mundo girar mais rápido. Curitiba: Juruá, 2011.

SOUZA, R. P.; MIRANDA, V. R. Adoção: considerações histórico-sociais, psicológicas e jurídicas. *In*: CARVALHO, M. N.; MIRANDA, V. R. **Psicologia jurídica**: temas de aplicação. Curitiba: Juruá, 2007. p. 79-91.

THE NUTRITION SCREENING INITIATIVE. **Incorporating nutrition screening and interventions into medical practice**: a monograph for physicians. Washington D.C.: American Academy of Family Physicians, The American Dietetic Association, National Council on Aging Inc., 1994.

THE STATE of the world's children 2011: adolescence an age of opportunity. **Unicef**, 2011. Disponível em: http://www.unicef.org/sowc2011. Acesso em: 30 set. 2016.

THIELMAN, N. *et al.* Correlates of Poor Health among Orphans. **Plosone**, [s. l.], v. 7, n. 6, p. 1-10, jun. 2012.

TORQUATO, J. A. *et al.* Prevalência de atraso do desenvolvimento neuropsicomotor em pré-escolares. **Rev Bras Cresc e Desenv Hum**, [s. l.], v. 21, n. 2, p. 259-268, 2011.

UNESCO. **O Perfil dos professores brasileiros**: o que fazem, o que pensam, o que almejam. São Paulo: Moderna, 2004.

UNICEF. Africa's orphaned and vulnerable generations: children affected by HIV/AIDS. Geneva; Washington, D.C.: UNAIDS: PEPFAR, 2006. 16 p.

UNICEF. **Kenya at a Glance**. Geneva: Unicef, 2012a.

UNICEF. **La situación de los niños, niñas y adolescentes en las instituciones de protección y cuidado de América Latina y el Caribe**. Geneva: Unicef, 2013.

UNICEF. State of the world's children: children in an urban world. Geneva: Unicef, 2012b.

VASCONCELOS, F. de A. G. O nutricionista no Brasil: uma análise histórica. **Revista de Nutrição**, Campinas, v. 15, n. 2, p. 127-138, maio/ago. 2002.

VASCONCELOS, Francisco de A.G. de. Historical tendencies of diet studies in Brazil. **História, Ciências, Saúde – Manguinhos**, Rio de Janeiro, v.14, n.1, p.197-219, Jan.-Mar. 2007.

VENÂNCIO, R. P. **Famílias abandonadas**: assistência à criança de camadas populares no Rio de Janeiro e em Salvador – século XVIII e XIX. Campinas: Papirus, 1999.

VICENZI, K. *et al.* Insegurança alimentar e excesso de peso em escolares do primeiro ano do Ensino Fundamental da rede municipal de São Leopoldo, Rio Grande do Sul, Brasil. **Cad. Saúde Pública**, Rio de Janeiro, v. 31, n. 5, p. 1084-1094, maio 2015.

WEBER, L. N. D. Adoção: breve análise das relações familiares. *In*: BRANDÃO, M. Z. *et al.* **Sobre o comportamento e cognição**: a história e os avanços, a seleção por consequências em ação. Santo André: ESETec Editores Associados, 2003. v. 11. p.512-526.

WEBER, L. N. D. **Adote com carinho** – um manual sobre aspectos essenciais da adoção. Curitiba: Juruá, 2009.

WEBER, L. N. D. **Aspectos psicológicos da adoção**. 2. ed. 8. reimpr. Curitiba: Juruá, 2011.

WORLD HEALTH ORGANIZATION. **Indicators for assessing infant and young child feeding practices**. Geneva: WHO, 2010.

WORLD HEALTH ORGANIZATION. **Physical Status**: the use and interpretation of anthropometry. Geneva: WHO, 1995. (WHO Technical Report Series, n. 854). Disponível em: http://www.who.int/childgrowth/publications/physical_status/en/. Acesso em: 30. out. 2015.

WORLD HEALTH ORGANIZATION. **Who child growth standards**: length/height-for-age,weight-for-age, weightfor-length, weight-for-height and body mass index-for-age. Methods and development. Geneva: WHO, 2006.

WORLD HEALTH STATISTICS. **WHO**, 2011. Disponível em: http://www.who.int/whosis/whostat/2011/en/index.html. Acesso em: 30 set. 2016.

YUNES, M. A.; MIRANDA, A. T.; CUELLO, S. S. Um olhar ecológico para os riscos e as oportunidades de desenvolvimento de crianças e adolescentes institucionalizados. *In*: KOLLER, S. H. (ed.). **Ecologia do desenvolvimento humano**: pesquisa e intervenções no Brasil. São Paulo: Casa do Psicólogo, 2004. p. 197-218.

ANEXO A – FORMULÁRIO DE MARCADORES DE CONSUMO ALIMENTAR

Marcadores de Consumo Alimentar			Data: / /	
Nome:			Data de Nascimento: / /	
Sexo: ( ) Feminino ( ) Masculino	Local de Atendimento:			
	A criança ontem tomou leite do peito?	( ) Sim	( ) Não	( ) Não Sabe
	Ontem a criança consumiu:			
	Mingau	( ) Sim	( ) Não	( ) Não Sabe
	Água/chá	( ) Sim	( ) Não	( ) Não Sabe
	Leite de vaca	( ) Sim	( ) Não	( ) Não Sabe
	Fórmula Infantil	( ) Sim	( ) Não	( ) Não Sabe
	Suco de fruta	( ) Sim	( ) Não	( ) Não Sabe
	Fruta	( ) Sim	( ) Não	( ) Não Sabe
	Comida de sal (de panela, papa ou sopa)	( ) Sim	( ) Não	( ) Não Sabe
	Outros alimentos/bebidas	( ) Sim	( ) Não	( ) Não Sabe
CRIANÇAS DE 6 A 23 MESES	A criança ontem tomou leite do peito?	( ) Sim	( ) Não	( ) Não Sabe
	Ontem a criança comeu fruta inteira, em pedaço ou amassada?	( ) Sim	( ) Não	( ) Não Sabe
	Se sim, quantas vezes?	( ) 1x ( ) 2x ( ) 3x ou mais ( ) Não Sabe		
	Ontem a criança comeu comida de sal (de panela, papa ou sopa)?	( ) Sim	( ) Não	( ) Não Sabe

	Se sim, quantas vezes?	( ) 1x ( ) 2x ( ) 3x ou mais ( ) Não Sabe
	Se sim, essa comida foi oferecida:	( )Em pedaços ( )Amassada ( )Passada na peneira ( )Liquidificada ( ) Só o caldo ( ) Não Sabe
	Ontem a criança consumiu:		

Outro leite que não o leite do peito	( ) Sim	( ) Não	( ) Não Sabe
Mingau com leite	( ) Sim	( ) Não	( ) Não Sabe
Iogurte	( ) Sim	( ) Não	( ) Não Sabe
Legumes (não considerar os utilizados como temperos, nem batata, mandioca/aipim/macaxeira, cará e inhame)	( ) Sim	( ) Não	( ) Não Sabe
Vegetal ou fruta de cor alaranjada (abóbora, cenoura, mamão, manga) ou folhas verdes escuras (couve, caruru, beldroega, bertalha, espinafre, mostarda)	( ) Sim	( ) Não	( ) Não Sabe
Verdura de folha (alface, acelga, repolho)	( ) Sim	( ) Não	( ) Não Sabe
Carne (boi, frango, peixe, porco, miúdos, outras) ou ovo	( ) Sim	( ) Não	( ) Não Sabe
Fígado	( ) Sim	( ) Não	( ) Não Sabe
Feijão	( ) Sim	( ) Não	( ) Não Sabe
Arroz, batata, inhame, aipim/macaxeira/mandioca, farinha ou macarrão (sem ser instantâneo)	( ) Sim	( ) Não	( ) Não Sabe
Hambúrguer e/ou embutidos (presunto, mortadela, salame, linguiça, salsicha)	( ) Sim	( ) Não	( ) Não Sabe

	Bebidas adoçadas (refrigerante, suco de caixinha, suco em pó, água de coco de caixinha, xaropes de guaraná/groselha, suco de fruta com adição de açúcar)	( ) Sim	( ) Não	( ) Não Sabe
	Macarrão instantâneo, salgadinhos de pacote ou biscoitos salgados	( ) Sim	( ) Não	( ) Não Sabe
	Biscoito recheado, doces (balas, pirulitos, chiclete, caramelo, gelatina)	( ) Sim	( ) Não	( ) Não Sabe
CRIANÇAS COM 2 ANOS OU MAIS E ADOLESCENTES	Você tem costume de realizar as refeições assistindo TV, mexendo no computador e/ou celular?	( ) Sim	( ) Não	( ) Não Sabe
	Quais refeições você faz ao longo do dia? ( ) Café da manhã ( ) Lanche da manhã ( ) Almoço ( ) Lanche da tarde ( ) Jantar ( ) Ceia			
	Ontem você consumiu:			
	Feijão	( ) Sim	( ) Não	( ) Não Sabe
	Frutas Frescas (não considerar suco de frutas)	( ) Sim	( ) Não	( ) Não Sabe
	Verduras e/ou legumes (não considerar batata, mandioca, aipim, macaxeira, cará e inhame)	( ) Sim	( ) Não	( ) Não Sabe
	Hambúrguer e/ou embutidos (presunto, mortadela, salame, linguiça, salsicha)	( ) Sim	( ) Não	( ) Não Sabe
	Bebidas adoçadas (refrigerante, suco de caixinha, suco em pó, água de coco de caixinha, xaropes de guaraná/groselha, suco de fruta com adição de açúcar)	( ) Sim	( ) Não	( ) Não Sabe

	Macarrão instantâneo, salgadinhos de pacote ou biscoitos salgados	( ) Sim	( ) Não	( ) Não Sabe
	Biscoito recheado, doces ou guloseimas (balas, pirulitos, chiclete, caramelo, gelatina)	( ) Sim	( ) Não	( ) Não Sabe

ANEXO B – AVALIAÇÃO NUTRICIONAL

Dados Cadastrais						
Identificação do Abrigo:						
Data da coleta:						
Cadastro do Indivíduo						
Nome completo (sem abreviaturas)		Data de Nascimento / /			Data de acolhimento / /	
Sexo ☐ 1. Masculino ☐ 2. Feminino	Raça / Cor ☐ 1. Branca ☐ 2. Preta ☐ 3. Amarela ☐ 4. Parda ☐ 5. Indígena				Escolaridade	
Nacionalidade ☐ Brasileira ☐ Estrangeira		País de Origem	UF de Nascimento		Município de Nascimento	
ACOMPANHAMENTO NUTRICIONAL						
Criança (<10 anos)	PA (kg):	Alt. atual (cm):	Peso ao ser acolhido (kg):	Alt. ao ser acolhido (cm):	Peso ao nascer (g):	Aleitamento Materno:
Adolescente (>10 e <20 anos)	PA (kg):	Alt. atual (cm):	Peso ao ser acolhido (kg):	Alt. ao ser acolhido (cm):	Peso ao nascer (g):	Aleitamento Materno:
Doenças:		**Deficiências e/ou intercorrências:**			**Tipo de Acompanhamento:**	
☐ Anemia falciforme ☐ Diabetes mellitus ☐ Doenças cardiovasculares ☐ Hipertensão Arterial Sistêmica ☐ Dependente químico		☐ Anemia ferropriva ☐ DDI (Distúrbio por Deficiência de Iodo) ☐ Diarreia ☐ Infecções intestinais virais ☐ IRA (Infecção Respiratória Aguda)			☐ Atendimento na Atenção Básica ☐ Chamada Nutricional ☐ Saúde na Escola ☐ _____ ☐ _____	

☐ Deficiente mental ☐ Deficiente físico ☐ Neoplásico ☐ Soropositivo p/ HIV ☐ Soropositivo p/ hepatite (_) ☐ Outras doenças ----------------- ☐ Sem doenças	☐ Hipovitaminose A ☐ Outras deficiências e/ou intercorrências ☐ Sem deficiências e/ou intercorrências	

Legenda:

Escolaridade	Aleitamento Materno
Creche	Exclusivo
Pré-escola (exceto CA)	Predominante
Classe Alfabetizada – CA	Complementar
Ensino Fundamental – 1ª a 4ª séries	Inexistente
Ensino Fundamental – 5ª a 8ª séries	
Ensino Fundamental Completo	
Ensino Fundamental EJA – séries iniciais (supletivo 1ª a 4ª)	
Ensino Fundamental EJA – séries iniciais (supletivo 5ª a 8ª)	
Ensino Médio, Médio 2º ciclo (Científico, Técnico, etc.)	
Ensino Médio EJA (supletivo)	
Nenhum	

ANEXO C – ROTEIRO DE INSPEÇÃO SANITÁRIA ADAPTADO

Dados Cadastrais				
I - IDENTIFICAÇÃO DO ABRIGO:				
Nome / Razão Social:				
Nome do responsável:				
Formação profissional do responsável:				
Endereço completo (tipo de logradouro, nome do logradouro, número, complemento):				
Bairro:		CEP	DDD	Telefone
E-mail:				
Entidade: filantrópica ( ) municipal ( ) estadual ( ) particular ( ) outras ( )				
Modalidade do Serviço de Acolhimento Institucional: Abrigo institucional ( ) Casa Lar ( )				
Número da inscrição no Conselho de Assistência Social (inscrição no CNAS):				
Recebe subvenção do governo? Sim ( ) Não ( )				
Situação do imóvel: Alugado ( ) Próprio ( )				
II – CARACTERÍSTICAS DOS ACOLHIDOS (QUANTIFICAR) NO DIA DA VISITA				
Crianças - faixa etária: _____	Meninos		Meninas	
Adolescentes (até 18 anos) Faixa etária: _____				
OBS: O número de crianças e adolescentes em unidade institucional deve ser no máximo de 20 pessoas.				
III – RECURSOS HUMANOS				

RECURSOS HUMANOS	QUANTIDADE			CH
	Com vínculo (formal)	Voluntário (informal)	Estagiário	
EQUIPE QUE PERTENCE A UNIDADE DE ACOLHIMENTO				
1 coordenador (profissional de nível superior)				

1 educador/cuidador (nível médio com capacitação específica)				
Auxiliar de educador/cuidador (nível fundamental com capacitação específica)				
1 cozinheiro				
1 profissional serviços gerais (limpeza)				
EQUIPE DE REFERÊNCIA PARA ATENDIMENTO PSICOSSOCIAL VINCULADO AO ÓRGÃO GESTOR				
1 Assistente Social				
1 Psicólogo (a)				
1 Nutricionista				
Terapeuta Ocupacional				
OUTROS				
Lavanderia				
Manutenção e limpeza				
Motorista				
Segurança				
Voluntários				
Total:				

	SIM	NÃO
Os profissionais cuja profissão é regulamentada por conselhos de classe estão registrados e estão legalizados nos mesmos.		

IV- CARACTERÍSTICAS DOS USUÁRIOS (QUANTIFICAR)

	SIM	NÃO	Quantos
Há acolhidos com transtornos cognitivos ou psiquiátricos			
Há acolhidos com deficiência ou mobilidade reduzida			
Há acolhidos portadores de feridas crônicas (úlcera vascular, úlcera de pressão/escara, pé diabético, outras)			
Há acolhidos com sonda vesical ou coletor de urina			

Há acolhidos com diagnóstico ou em tratamento de câncer				
Há acolhidos com diabetes ou hipertensão				
Há acolhidos portadores de tuberculose				
Há acolhidos com outras patologias (citar):				
Com relação à atenção à saúde onde os acolhidos são atendidos? a. [ ] Centro de Saúde Público (SUS) b. [ ] Equipe de Saúde da Família (SUS) c. [ ] Serviços Profissionais Particulares (planos de saúde ou pagos pelo próprio residente/família) d. [ ] Centro de Atenção Psicossocial (SUS) e. [ ] Unidade Hospitalar (SUS) Qual dessas opções (a, b, c, d ou e) é a mais utilizada?				
OBS:				

	V - CRITÉRIOS A SEREM OBSERVADOS	S	N	ND	Obs.
N	O serviço possui Alvará de Localização e Funcionamento* (* Alvará de Localização e Funcionamento é um documento ou declaração que garante a autorização de funcionamento para qualquer tipo de empresa ou comércio e também para a realização de eventos.)				
N	O serviço possui Alvará Sanitário atualizado.				
N	O serviço dispõe de Alvará do Corpo de Bombeiros atualizado.				
R	O serviço possui: a. Estatuto registrado				
N	b. Contrato Social				
N	c. Registro de Entidade Social				
R	d. Regimento Interno				
I	O serviço conta com livro de registro/intercorrência dos acolhidos.				
INF	Existem serviços terceirizados (alimentação; lavanderia, serviço de remoção; outros (especificar).				

N	Os serviços terceirizados possuem Alvará Sanitário atualizado.				
I	Existe registro atualizado de cada acolhido. OBS: verificar por amostragem a existência dos Registros/anotações sobre o acolhido.				
N	Existem equipamentos, produtos, mobiliários e utensílios disponíveis, em quantidade suficiente, em condições de uso, compatíveis com a finalidade a que se propõem.				
R	No caso de crianças/adolescentes dispõem de Projeto Político-Pedagógico (PPP) * *O PPP orienta a proposta de funcionamento do serviço como um todo, tanto no que se refere ao seu funcionamento interno, quanto seu relacionamento com a rede local, as famílias e a comunidade. Sua elaboração envolve toda a equipe do serviço, as crianças, adolescentes e suas famílias e deve ser avaliado e aprimorado a partir da prática do dia a dia.				
I	Existe acompanhamento psicossocial dos acolhidos e de suas respectivas famílias com vistas à reintegração familiar.				
I	Existe acesso a tratamento odontológico quando necessário.				
I	Existe acesso a Rede de Saúde Mental e Atenção Psicossocial, quando necessário.				
VI - CONDIÇÕES OPERACIONAIS E ESTRUTURAIS		S	N	ND	Obs.
R	O período de funcionamento do serviço é ininterrupto (24 horas).				
N	O atendimento é personalizado e em pequenos grupos favorecendo o convívio familiar e comunitário.				
R	As regras de gestão e de convivência são construídas de forma participativa e coletiva a fim de assegurar a autonomia dos acolhidos.				
I	O serviço oferece condições de: a. habitabilidade				
I	b. higiene				

I	c. salubridade				
I	d. segurança				
I	e. acessibilidade				
I	Para crianças e adolescentes acolhidos em situação de violência, o serviço é desenvolvido em local sigiloso.				
I	Disponibiliza acesso a ambiência acolhedora e espaços reservados a manutenção da privacidade dos acolhidos assegurando a guarda de pertences pessoais.				
I	Conta com espaço específico para acolhimento imediato e emergencial, em qualquer horário do dia ou da noite.				
I	Conta com meio de transporte que possibilite a realização de visitas domiciliares e reuniões com os demais atores do Sistema de Garantia de Direitos e da Rede de Serviços.				
R	Acolhidos com vínculo de parentesco ou afinidade (casais, irmãos, amigos, etc.) são atendidos na mesma unidade.				
I	São ofertados cuidados básicos como alimentação, higiene e proteção aos acolhidos.				
I	No caso de crianças/adolescentes são acompanhados nos serviços de saúde, escola e outros dispositivos do cotidiano.				
I	Promove o acesso a programações culturais, de lazer, de esporte e ocupacionais internas e externas.				
I	Promove o acesso à rede de qualificação e requalificação profissional com vistas à inclusão produtiva.				
VII - ÁGUA, SANEAMENTO BÁSICO, CONTROLE VETORES					
I	Existe disponibilidade de água potável para consumo dos acolhidos e em condição de fácil acesso.				

I	As caixas de água, reservatórios, cisternas ou poços são revestidos de material impermeável, inócuo, de fácil limpeza, permanecendo sempre cobertos, protegidas e vedadas contra contaminação de qualquer natureza e são submetidos à limpeza e desinfecção, pelo menos uma vez por ano (verificar por meio de registros a comprovação do serviço).			
R	Caso utilize solução alternativa de abastecimento de água testa a potabilidade da água semestralmente mediante laudos laboratoriais.			
I	Dispõe de coletores públicos de esgotos.			
I	Dispõe de fossas sépticas e absorventes no caso de não ter coletores públicos de esgotos.			
R	Dispõe de certificação de controle de vetores.			
I	Há material inflamável armazenado no interior da edificação.			
VIII - RESÍDUOS				
I	Lixo acondicionado em embalagens plásticas e recipientes laváveis com tampa.			
I	Serviço de coleta pública de lixo.			
I	Em área onde não houver coleta pública, prever sistema individual de destinação final do lixo, em fossas próprias, de acordo com as Normas Técnicas.			
IX - COM RELAÇÃO À INFRAESTRUTURA FÍSICA		S	N	ND	Obs.
Ambientes que devem funcionar dentro da área de moradia				
N	Conta com Área de Serviço com espaço suficiente para acomodar utensílios e mobiliário para guardar equipamentos, objetos e produtos de limpeza e propiciar o cuidado com a higiene do abrigo, com a roupa de cama, mesa, banho e pessoal para o número de acolhidos atendidos pelo equipamento.			
N	Conta com área externa (varanda, quintal e jardim) para uso dos acolhidos.			
I	No caso de Casalar conta com quarto para educador/cuidador.			

X - ALIMENTAÇÃO E NUTRIÇÃO		S	N	ND	Obs.
R	Oferece acesso a alimentação em padrões nutricionais adequados e adaptados a necessidades específicas (verificar se existe cardápio destinado a dietas especiais para os acolhidos que dela necessitam).				
I	Alimentos e matérias-primas com registro no Ministério da Saúde e/ou Agricultura, com prazo de validade, rótulos, embalagens adequadas (inclusive doações).				
N	Despensa exclusiva para alimentos / armários e/ou prateleiras exclusivas, de material liso, lavável e impermeável, ventilada, iluminada, limpa, protegida contra vetores e roedores.				
I	Alimentos armazenados sobre paletes, estrados e ou prateleiras de material liso, resistente, impermeável e lavável, respeitando-se o espaçamento mínimo necessário para garantir adequada ventilação, limpeza e, quando for o caso, desinfecção do local.				
I	Local adequado para armazenamento de perecíveis; geladeira e freezer com controle de temperatura (máxima, mínima e de momento), em bom estado de funcionamento, limpos.				
I	Alimentos protegidos contra a contaminação (pó, saliva, insetos, roedores, animais domésticos, etc.).				
I	Alimentos preparados e sob refrigeração ou congelamento possuem invólucro contendo no mínimo as seguintes informações: nome do produto, data do congelamento e prazo de validade.				
I	Descongelamento de alimentos realizado em refrigeração.				
I	Limpeza e desinfecção dos alimentos hortifrutigranjeiros com produtos / concentração / tempo adequados.				
I	Alimentos pós-preparados mantidos em temperatura inferior a 5 ºC ou superior a 65 ºC até o momento do consumo.				

I	Alimentos refrigerados ou congelados mantidos conforme especificação do fabricante. Obs. 1 - Reaquecer os alimentos acima de 74 ºC por 2 minutos.				
N	Rotina escrita para preparo de fórmulas lácteas e registro do horário de preparo.				
I	A água e o leite para preparo das fórmulas lácteas sofrem processo térmico e processo de conservação adequados? Obs. 1 – Aceita-se o processo térmico de fervura ou pasteurização ou outro processo, desde que validado ou comprovado cientificamente. Obs. 2 – Questionar funcionário e comparar com rotina escrita.				
N	Rotina escrita da limpeza e desinfecção das mamadeiras.				
I	Reprocessamento (limpeza e desinfecção) adequado das mamadeiras. Obs. 1 – Aceita-se o processo de esterilização ou desinfecção térmica (fervura por 30 minutos) ou desinfecção química (hipoclorito a 0,02% de cloro ativo por 60 minutos). Obs. 2 – Questionar funcionário e comparar com rotina escrita.				
XI - MANIPULADORES		S	N	ND	Obs.
I	Funcionário(s) exclusivo(s) para manipulação de alimentos e higienização de equipamentos e utensílios.				
I	Mãos e unhas curtas, limpas e sadias.				
I	Ausência de esmalte nas unhas, adornos aos dedos e pulsos.				
I	Manipuladores utilizam equipamento de proteção individual completo (proteção para o cabelo, avental ou jaleco e sapatos fechados).				
XII - EQUIPAMENTOS E INSTALAÇÕES DA COZINHA		S	N	ND	Obs.
Móveis, utensílios e equipamentos					

N	Utensílios, móveis e equipamentos utilizados na higienização próprios para a atividade, conservados, limpos, disponíveis, em número suficiente e guardados em local reservado para essa finalidade.				
N	Superfícies lisas, laváveis, impermeáveis.				
Instalações para lavagem e desinfecção					
N	Existência e uso adequado de produtos de limpeza (detergente, panos, etc.). Obs. – Panos de prato podem ser lavados na pia da cozinha, porém nunca no tanque junto com outras roupas.				
I	Ausência de focos de insalubridade (objetos em desuso, animais, resíduos, etc.).				
N	Dimensão adequada com o número de refeições elaboradas, número de manipuladores e equipamentos.				
I	Piso, teto e paredes com revestimento liso, impermeável e lavável, em bom estado de conservação (livre de trincas, rachaduras, infiltração, goteiras, vazamentos, bolores, descascamentos e outros).				
N	Paredes íntegras, claras, limpas, lisas e laváveis.				
N	Porta telada com fechamento automático, quando comunicar diretamente com área externa da edificação.				
N	Janelas com vidros íntegros, limpos.				
I	Presença de tela milimétrica nas aberturas (limpas e removíveis).				
N	Iluminação natural e artificial adequadas.				
N	Ventilação natural garantindo a renovação do ar e a manutenção do ambiente, livre de fungos, gases, fumaça, pós, partículas em suspensão, condensação de vapores dentre outros que possam comprometer a qualidade higiênico-sanitária do alimento.				
I	Limpeza e desinfecção diária de móveis, maquinários, utensílios e instalações.				

I	Rotinas escritas dos processos de higienização, limpeza e descontaminação de ambientes, panos de prato, utensílios e equipamentos e/ou acessórios.				
I	Local exclusivo para higienização das mãos dos funcionários, provido de sabão líquido desinfetante, papel toalha e lixeira com tampa.				
I	Escovinha para higiene das unhas, individualizadas, de plástico, desinfetadas e mantidas secas.				
I	Rotina escrita para higienização das mãos, junto ao lavatório.				
I	Coletores dos resíduos de fácil higienização e limpeza e dotados				
XIII - REFEITÓRIO		S	N	ND	Obs.
I	Dispõe de Sala de jantar /copa com espaço suficiente para acomodar o número de acolhidos atendidos pelo equipamento e os cuidadores/ educadores.				
N	Mobiliário liso, lavável e impermeável, em bom estado de conservação, compatível com o número de usuários.				
N	Piso de material antiderrapante, impermeável, de fácil limpeza e higienização.				
N	Paredes e forro liso, de fácil limpeza, em bom estado de conservação.				
N	Iluminação e ventilação natural e/ou artificial adequadas.				
I	Lavatório para higienização das mãos, provido de sabão líquido, papel toalha e lixeira sem tampa para o descarte do papel toalha.				
XIV- INSTALAÇÕES SANITÁRIAS		S	N	ND	Obs.
N	Os funcionários deverão dispor de instalações sanitárias em separado dos moradores.				
R	Preferencialmente separada por sexo.				
I	Barra de apoio (vaso sanitário e chuveiro).				
I	Vaso sanitário sifonado bem fixado.				

N	Assento com tampa.			
N	Peças reduzidas ou adaptadas ao tamanho das crianças.			
N	Sanitários próximos aos quartos das crianças.			
N	Trocador em uma instalação sanitária (anexo ao quarto dos pequenos)			
I	Descarga em funcionamento.			
I	Papel higiênico.			
I	Coletor para lixo com tampa e saco plástico.			
I	Vaso sanitário: proporção mínima 1/6 moradores.			
I	Chuveiro e lavatório: no mínimo 1/12 moradores.			
N	Porta que abra para fora.			
I	Piso antiderrapante.			
N	Portas com vão mínimo de 0,80 m.			
N	Cadeira própria para banho.			
N	Instalações sanitárias para deficientes físicos, de acordo com as normas da ABNT (NBR 9050)			